*La chose la plus importante que nous apprend la mort,
c'est qu'il est urgent d'aimer.*

Je suis mort et la vie est toujours belle...

Daniel GUILLON

Je suis mort et la vie est toujours belle

Je suis mort et la vie est toujours belle…

© Daniel GUILLON, 2024

Édition : BoD · Books on Demand GmbH, In de Tarpen 42, 22848 Norderstedt (Allemagne)

Impression : Libri Plureos GmbH, Friedensallee 273, 22763 Hamburg (Allemagne)

ISBN : 978-2-3225-4094-5
Dépôt légal : octobre 2024

Je suis mort et la vie est toujours belle...

Avant-Propos

C'était en 2005.

C'était un jour gris et glacial de février.

A la suite de deux opérations chirurgicales en trois jours, mon état s'est brutalement détérioré alors que je venais de subir une nouvelle anesthésie à la clinique Saint-Faron de Mareuil les Meaux.

La nuit qui suivit fut particulièrement difficile et au sortir de ces heures compliquées la situation est devenue brutalement incontrôlable.

Les médecins de cette clinique décidèrent de faire appel au SAMU et de me faire transporter en urgence extrême dans un service de réanimation.

Au moment de l'entrée de l'ambulance au service de réanimation de l'hôpital de Meaux, j'ai lentement, doucement, imperceptiblement lâché prise et suis tombé dans un profond sommeil.

Bien vite ce sommeil allait devenir cauchemars et traumatismes, désespoirs et combats...

La sortie du trou fut longue et difficile. Aujourd'hui encore des séquelles sont là et m'ennuient dans la vie de tous les jours.

C'est une somme gigantesque d'efforts qu'il a fallu accepter de faire avec l'aide de nombreuses personnes.

Cela a été rendu possible grâce à l'aide de ma chérie, courageuse chaque seconde durant les jours incertains.

Cette aide est difficile à bien décrire, mais sans elle je ne pouvais « revenir » vite et dans les meilleures conditions.

Et puis, plus étonnamment, j'ai eu pendant quelques jours une aide sérieuse de mon petit loup, oui une aide de mon petit fils qui venait de naitre au mois de novembre précédent !

En fait ce petit bébé était la dernière chose extraordinaire de ma vie, et donc le fil qui me retenait à elle comme on le verra plus avant dans ce document…

Pendant longtemps, et cela dura plus de 6 ans, chaque matin à mon réveil j'incrémentais mon compteur de jours de nouvelle vie.

Un matin, largement au-delà des 2000 réveils-bonus, je n'en n'ai pas ressenti le besoin.

Mon compteur s'arrêta ainsi brutalement de tourner…

Aujourd'hui je ne sais plus combien de jours s'affichent à mon compteur de bonus.

Je sais simplement que je vais fêter mes noces de porcelaine avec cette nouvelle vie et ses nouvelles conditions dont j'ai maintenant accepté l'essentiel…

Quand mon compteur s'est enrayé, sans m'en rendre compte je suis passé du statut de rescapé à celui de personne ayant eu simplement un gros problème de santé.

Car je dois dire que se considérer, consciemment ou inconsciemment, comme un rescapé, un miraculé, cela pose mille et un problèmes dont on reparlera.

A partir de ce changement d'état, j'ai commencé à parler de ce vécu un peu plus qu'avant.

Cela fut une délivrance.

La première des conséquences fut que les moments les plus noirs de cette expérience s'estompèrent et ne furent plus présents à chaque instant dans ma tête.

J'avais accepté !

Avant-Propos

Pourtant, même après avoir franchi le cap de l'acceptation, pendant une décennie encore après ces évènements je vais revivre régulièrement la période où j'ai été « absent », cette période peuplée de cauchemars et délires.

Chaque année dès la fin janvier, jusqu'à la date anniversaire, je vais pendant quinze jours, en détail, rebalayer tous ces moments que je n'ai pu partager avec personne jusqu'à aujourd'hui.

Pourquoi ne pas avoir pu les partager ?

C'est confus dans ma tête et il me semble qu'il y a plusieurs raisons expliquant ce silence.

Si je ne me suis pas bien exprimé, c'est d'abord par manque de mots précis car comment faire comprendre avec les mots ordinaires du langage courant quelque chose d'extraordinaire, hors norme, et que l'interlocuteur n'a pas vécu ?

D'autant qu'il s'agit d'abord et avant tout de décrire des sensations, des perceptions inconnues de l'interlocuteur.

Dans ces pages, je vais écrire ces mots, mais je pense qu'ils vous paraîtront bizarres, car ce ne sont que des traductions de moments de folie...

S'exprimer c'était aussi, en tous les cas je le croyais jusqu'à présent, le risque de choquer et de gêner, car il n'y a pas de commentaire à faire devant une telle relation.

Dans un échange oral, il est difficile de rester silencieux et de laisser les mots de l'autre pénétrer doucement le subconscient, sans, d'une certaine manière, souffrir d'une gêne, voire d'un sentiment d'agression...

Je crois aussi que mon silence s'expliquait par mes origines, oui par mes racines régionales, là où l'on dit que les hommes sont des « taiseux ».

De mes origines j'ai puisé une grande timidité à parler de choses si intimes, d'autant que par pudeur, je n'aime pas me livrer.

Le cap de ces 10 ans de nouvelle vie m'est apparu l'instant idéal pour faire l'effort et pour tenter de partager.

Oui, et si je profitais de ce moment pour tenter de m'exprimer, pour me libérer un peu plus ?

En me livrant, j'espérais que cela pourrait m'aider à regagner de la sérénité et en tous les cas du calme chaque année en février…

Je ne voulais pas non plus m'inscrire dans la littérature de la vie après la vie, mais je voulais montrer quels sont les acteurs majeurs de mon retour et les moments clé !

Et puis par ce témoignage, j'espérais que je pourrais aider des personnes à vivre ces moments dramatiques, et je pense en priorité à l'entourage des malades en réanimation.

Ce fut mon premier ouvrage sur le sujet : « *je suis mort il y a 10 ans* ».

J'ai eu des retours très variés, montrant la complexité à partager des choses pour lesquelles la raison n'a pas vraiment de mot.

Mais on m'en parle régulièrement.

Récemment une dame m'indiqua qu'elle aimerait bien lire le fascicule, mais qu'elle redoutait d'y trouver des passages trop difficiles…

J'ai essayé de lui expliquer le style et qu'il n'y avait en aucun cas des choses gores ou saignantes…

Non, la mort fait peur tout simplement.

Il y a quelques semaines, une dame d'un village des Monts du Forez m'a indiqué qu'elle avait acquit dès sa parution mon premier fascicule et qu'elle l'avait utilisée dans un groupe de paroles pour des familles marquées par un proche en coma ou réanimation…

Dix ans encore plus tard, j'ai plus de recul sur les choses, et je me suis dit que je pouvais éditer une version assagie des évènements. La voici, la version noces de porcelaine, la version des 20 ans !

Alors ensemble repartons début 2005, dans la région meldoise où nous habitions.

Je suis mort et la vie est toujours belle…

La plongée dans le néant

Le 5 février 2005, après une préparation sérieuse, l'heure était venue que je m'en remette aux anesthésistes avant l'opération.

Il s'agissait d'une opération banale que nombre de personnes ont subi.

Il s'agissait de m'enlever une partie de l'intestin, suite à ce que l'on appelle l'opération de « *l'appendicite de gauche des hommes de plus de 50 ans* » !

Quand je dis préparation sérieuse, il faut préciser que j'avais en effet préparé mon corps.

Deux mois avant l'opération j'étais entré en clinique pour suivre un traitement destiné à atténuer voire supprimer l'inflammation des tissus. Le traitement dura une bonne semaine début décembre 2004.

J'avais arrêté de fumer à cette occasion, ce qui ne pouvait qu'être bénéfique, d'autant que j'étais un énorme fumeur. Je n'ai plus retouché à du tabac depuis.

Nous avions passé les fêtes bien calmement tous les deux ma femme et moi, sans fatigue de déplacement, sans excès.

La dernière semaine de janvier, nous étions partis tous les deux à Hendaye.

Une location sympa, proche des commerces, nous avait offert un lieu de repos idéal.

Huit jours avec d'abord et avant tout du repos et un programme suivi drastiquement, en un mot une préparation selon les indications strictes du chirurgien :
- respirer l'air marin chaque jour,
- des balades en bord de mer et en montagne d'arrière-pays tous les jours,
- pas de fromage et de produits fermentant
- limite stricte des féculents
- que des repas de coquillages et surtout de poissons.

Pendant ce séjour, ce fut une semaine où j'ai chassé le stress du travail et gagné en calme et tranquillité, éléments favorables avant ce qui allait suivre.

Et quand je suis arrivé sur la table d'opération mes poumons avaient été sans tabac depuis 6 semaines….

Mais ils avaient déjà tant et tant de goudrons dedans…

Sur un terrain très enflammé, l'opération fut un peu plus longue que prévu.

Après plus de 8 heures d'anesthésie, le réveil se révéla fort calme, sous les yeux attentifs de ma chérie venue pour veiller sur ces instants où l'on émerge d'ailleurs sans savoir vraiment ni d'où ni comment…

Commençait pour moi, sans que je le sache, un concours de longueur de cicatrices sur l'abdomen…

J'y ajoutais 3 cicatrices et à peine 11 cm aux vieux 17 cm d'une opération bien ancienne quand j'avais 18 ans.

Le 7 février, lors du changement de drap de mon lit, j'ai ressenti une douleur diffuse dans le ventre…

Pourtant les deux aides-soignantes prenaient beaucoup de précautions et agissaient avec calme et douceur.

Cette douleur dura peu de temps mais fut très violente, jusqu'à me faire crier.

Puis tout rentra dans l'ordre, et quelques instants plus tard j'eu grand plaisir à recevoir ma chérie qui m'apportait son amour et les nouvelles du dehors.

Super, un bon moment, tout allait bien.

Les signes d'une détérioration

Le lendemain, rien à signaler jusqu'au soir.

Toutefois je me souviens avoir eu beaucoup de mal à dormir, il faisait chaud dans ma chambre (et pourtant il me semble bien qu'il neigeait dehors)…

Le 9, lors de la visite du chirurgien en fin de matinée, il n'a pas semblé satisfait de ma forme…

Ce n'était pas ce qu'il attendait. Il semblait préoccupé.

Il demanda à ce que ma température soit mesurée et comme elle approchait de 39° il demanda un brancard et un examen au plus vite au service radiologie dans le bâtiment d'à côté.

Aussitôt dit, aussitôt fait : un voyage en brancard s'organisa jusqu'à la radiologie avec l'aide-soignant si sympa, lui qui avait toujours un mot souriant, une blague aux lèvres.

Un scanner, des discussions entre les médecins et opérateurs et me revoici sur le brancard.

Mais surprise, au lieu d'entrer dans l'ascenseur pour rejoindre ma chambre, ce fut l'entrée directe en salle d'opération : l'examen avait révélé que la suture de mon intestin n'avait pas tenue.

Il fallait ouvrir, nettoyer et encore nettoyer, poser une dérivation et coudre l'intestin à la peau de mon ventre pour pouvoir y coller une poche extérieure.

Une stomie, en fait ce que j'avais espéré au début éviter.

Une nouvelle anesthésie importante de près de 7 heures fait que je ne me suis réveillé totalement que dans la nuit.

Tout allait bien, même si je fus, comme on le dit vulgairement, longtemps vaseux.

A cet instant, mon capital de coutures au ventre avait augmenté de 39 cm.

Le lendemain la fièvre réapparut.

Le médecin est venu trois fois. J'ai droit à de nouvelles perfusions, et l'infirmière a des consignes strictes.

Dans la matinée, pour que je puisse dormir un peu, Michèle l'infirmière me mit une poche de glaçons sur le front.

Cela m'apaisa un moment.

La situation n'est plus contrôlée

En fin d'après-midi du 10 février j'avais un énorme mal de tête et une très forte fièvre.

Je sentais ma tête prise dans un étau avec une force inconnue qui me serrait toujours de plus en plus fort.

L'infirmière de nuit constata une fièvre de 41,2° à 21 heures.

Elle me prépara alors une poche de glaçons qu'elle glissa sous ma tête, sur le cervelet, et qu'elle enroula de manière à ce que le froid vienne sur les tempes.

Elle changera son montage plusieurs fois dans la nuit.

Je m'en souviens parfaitement car il fallait à chaque fois me réveiller pour me glisser ce sac sous le cou, un sac qui ne devait pas présenter la meilleure des souplesses pour sa manipulation et aucune douceur pour moi d'ailleurs, je vous l'assure…

La fièvre me donnait un énorme mal de tête et des vertiges violents.

Heureusement, ceci était atténué par les mots de l'infirmière, des mots calmes, encourageants, rassurants.

Je n'ai pas pu mesurer, mais je crois bien qu'elle est venue au moins toutes les demies heures.

La plongée dans le néant

Au petit matin la fièvre avait encore augmenté.

J'avais l'impression que mes yeux n'étaient plus dans leurs orbites, que ma tête avait gonflé terriblement et que mon cervelet voulait prendre la poudre d'escampette, me semblant être très violemment compressé par l'os du crâne…

Je somnolais et refaisais surface par moment. Je me sentais la tête qui tournait, j'avais la vision toute floue, et je ne suis pas sûr qu'à ce moment-là j'ai pu voir tout ce qui se passait autour de moi.

Dans ma tête il y avait un bruit de gong à chaque passage du sang et cela allait de plus en plus vite… et plus fortement.

La sensation était curieuse : il me semblait que le sang n'avait pas suffisamment de place pour passer dans les vaisseaux et qu'il devait à chaque fois forcer le passage…

Ce dont je me souviens c'est du chirurgien, le chef de la clinique.

Il était là au-dessus de moi, avec le téléphone collé sur l'oreille.

J'ai encore en mémoire les mots qu'il prononçait :

« *Il n'y a pas un instant à perdre…* ».

Il me dira plus tard qu'il avait réussi à obtenir les secours et une chambre en réanimation, par téléphone depuis le pied de mon lit en continuant l'examen de mes pulsations et de ma respiration.

Les secours d'urgence

Ensuite, et je ne sais au bout de combien de temps, il y eut beaucoup de bruit autour de moi.

Le chirurgien était toujours là, l'infirmière aussi mais il y avait au moins deux autres personnes en blouse blanche en plus (je me souviens de deux).

C'est alors un premier vrai trou dans mes souvenirs, car je ne me rappelle ensuite que du moment où l'on entrait mon brancard dans l'ambulance.

Une des personnes me tenaient un masque sur le visage, l'autre maintenaient une poche en l'air, sûrement une perfusion me suis-je dit alors.

Mais là commence un phénomène qui se répétera durant plusieurs jours : l'une de ces personnes me parlait pratiquement sans arrêt en prononçant toujours les mêmes phrases, de manière itérative :

« Monsieur, parlez-moi... »

« Monsieur, ne dormez pas... ! »

La même voix ajoutait des questions qui bientôt allaient tant me faire horreur, car contre tous mes sens et toute ma volonté :

« Monsieur, comment vous vous appelez ? »

« Monsieur on est quel jour ? »

« Monsieur on est où ? »

« Monsieur, ne dormez pas... ! »

Ah, j'avais tant envie ou besoin de fermer les yeux et de dormir, d'être tranquille, d'échapper à toutes ces violences que je sentais dans mon corps.

Je voulais fuir tout cela !

Un grand bruit, sûrement les portes du véhicule qui se fermaient, et une main qui doucement me caressait la joue alors qu'une voix ...

« Monsieur, ne dormez pas... ! »

Ah que cette caresse fut merveilleuse, elle qui m'apporta une douceur, un réconfort et un calme extraordinaires...

Peut-être qu'inconsciemment, je redevenais un enfant qui trouvait en ce geste une moyen de se rassurer...

Je m'en souviens encore comme si cela venait de se produire...

Puis un début de klaxon de l'ambulance du SAMU et puis plus rien : le second trou dans mes souvenirs.

L'entrée en réanimation

Quand la voiture entra au CHU, quelques minutes plus tard (la distance entre la clinique et l'hôpital n'étant que de quelques kilomètres), j'ai eu un bref éclair de lucidité.

J'ai entendu près de moi quelqu'un dire distinctement :

« *Nous sommes arrivés* »...

« *Monsieur, ne dormez pas... !* »

Puis plus rien, un peu comme si je venais de lâcher la rampe à laquelle je me tenais fortement et de plonger dans un immense trou noir.

A partir de cet instant et jusqu'à ce que l'on m'annonce que j'allais pouvoir revenir en clinique, tout ce qui allait m'arriver ou du moins ce que j'allais vivre et comment j'allais le vivre, est hors du commun...

« *Monsieur, ne dormez pas...* »

Plus tard Marielle me donnera les informations que les médecins lui ont fournies à son arrivée à l'hôpital, elle qui avait été prévenue au petit matin, à une heure indue, par le chirurgien directeur de la clinique Saint Faron.

Effrayant coup de fil !

« *Madame, votre mari a été transporté en réanimation, et il serait bon que vous veniez très rapidement au CHU, la situation est difficile...* ».

Puis il y aura les informations que mon chirurgien me confiera lors des diverses consultations qui ont suivi l'épisode.

Il me lira en détail le compte rendu minute par minute de la réanimation document donné par l'hôpital.

Il y aura également les données que j'ai pu lire sur mon dossier médical qu'il a fallu que je récupère quand nous avons déménagé dès lors que l'âge de la retraite avait sonné.

Le constat à l'arrivée fut clair et terrifiant, tenant en quelques points :

- 42,6° de température (je ne savais pas que cela puisse être possible au-delà de 42 !),
- tension non mesurable,
- pulsations cardiaques à 256,
- les reins ne fonctionnent plus,
- les poumons ne fonctionnent plus, je suis en arrêt respiratoire,
- le cœur va suivre…

Alors il y eut une première défibrillation, sans succès.

Puis des massages et une seconde tout autant sans résultat positif.

Enfin une troisième en dernier recours, car les médecins avaient décidé d'arrêter si celle n'était pas couronnée de succès…

Le cœur se mit alors à redémarrer, sauvagement, de manière chaotique mais fonctionnait !

Ah le bougre, il en faisait voir au moniteur auquel j'étais relié….

Des ruptures de rythme, des affolements, des ralentissements inquiétants…

Cela sonnait de partout…

Et ce n'étaient que les hors d'œuvre.

Ensuite respiration artificielle, plusieurs jours de coma, transfusion, relance des divers organes ne fonctionnant plus, drainage de l'abdomen empli de sang vicié, libération progressive de mes bronches et poumons envahis de caillots de sang, soins de chaque instant...

Et en plus des caillots de sang, je commençais à cracher de mes poumons malades des nodules noires, oui des morceaux de goudron !

En fait c'était le résultat et les conséquences de 43 ans de tabagie dont au moins 25 en très grosses quantités (jusqu'à 40 cigarettes au moins chaque jour)...

Sans parler des examens permanents, des moniteurs lançant leurs cris dans la pièce, de multiples turbulences en tous genres...

« *Monsieur, ne dormez pas... !* »

Et pendant ce temps pour moi c'était le noir complet...

Je suis mort et la vie est toujours belle…

Les sens déréglés

Oui j'étais dans un noir complet.

Puis brutalement, tout bascula, comme une sorte de déflagration : des délires monstrueux viendront très vite remplacer ce trou où je semblais me réfugier.

Le toucher en dérangement...

Marielle, lors de chacune de ses visites, posait la main sur mon bras.

Jamais je n'ai senti sa main ... et pourtant cette caresse régulière je devais la ressentir nettement puisqu'elle me dira plus tard que cela me calmait...

Elle le voyait à la fois à mes constantes affichées sur les écrans et à la fois dans ma respiration qui se calmait lentement.

Non je ne sentais rien sur ma peau.

Les soins et changements de pansements, les changements de sonde, les changements de poche, les réajustements des drains, l'eau sur le visage que l'on me mettait pour un semblant de toilette, non rien, je ne sentais rien.

Pour ce qui est de toucher moi-même, je ne me rappelle pas de mes gestes, le souvenir étant masqué par la force de mes délires et des sensations éprouvées alors.

Ces délires seront d'une telle violence que mes mouvements désordonnés et brutaux risquaient tout simplement de m'empêcher de revenir avec vous.

J'ai arraché ma perfusion, j'ai tiré sur ma sonde, j'ai arraché tout autant le drain qui pénétrait dans mon abdomen empli de sang,…

J'ai arraché mon tuyau d'oxygène qui m'apportait pourtant la vie à chaque inspiration.

J'ai réussi à arracher en même temps tous les plots des machines.

Le temps que les infirmiers arrivent, il parait que l'on ne pouvait déjà plus me tenir dans le lit.

A cela ajoutons cris et vociférations et surtout des gesticulations en tous sens, au risque de me faire encore plus de mal, qui poussèrent les infirmiers à me sangler sur le lit (ainsi que Marielle me l'a raconté ensuite)…

Je n'ai pas non plus souvenir d'avoir senti ces liens alors que je me souviens très vaguement avoir été attaché.

Je dis vaguement, tout simplement parce que j'ai eu l'impression d'avoir eu une corde au poignet gauche qui m'empêchait de faire certains gestes…

Et c'était d'autant plus important qu'à ma gauche était la porte de sortie de cette chambre de torture…

Dans mon esprit dérangé, elle donnait dans la rue directement et c'est par là que je pourrais m'enfuir quand cela ira mieux…

L'ouïe altérée

Si je n'entendais pas ce que ma chérie me disait, je devais toutefois percevoir quelque chose, puisqu'il parait que je me calmais au son de sa voix…

Les sens déréglés

Et peut-être que je n'entendais pas car c'était rassurant que de ne pas entendre et d'une certaine manière de ne pas savoir.

A l'inverse j'ai entendu de nombreuses fois les questions des infirmiers et surtout la phrase maudite :

« *Monsieur, ne dormez pas...* »

Oui j'entendais relativement distinctement quand ils me parlaient. Car ils avaient attiré mon attention pour que je puisse les entendre.

C'était précédé d'un grand bruit dans ma chambre (Marielle m'a raconté les entrées fracassantes, les ouvertes et fermetures violentes des tiroirs de l'armoire basse sur laquelle étaient disposés des instrumentes et documents).

Une fois sur place, chacune de leurs visites m'agressait par les sempiternelles questions :

« *Monsieur, vous vous appelez comment ?* »

« *Monsieur on est où ?* »

J'entendais aussi des bruits, des musiques avec des sons discordants et de forts décibels...

A chaque inspiration de ma part j'entendais des bruits qui mélangeaient le son de la TV allumée parait-il (et que je n'ai jamais vue), le bruit de l'air dans les tuyaux enroulés derrière mes oreilles et venant m'insuffler l'oxygène si utile, et les bizarreries de mon cerveau en fusion...

« *Monsieur, ne dormez pas...* »

Et pourtant tout cela était pour mon bien ...

Ma perception des bruits extérieurs était toutefois très diffuse, car je n'ai pas le sentiment d'avoir entendu très souvent les bruits de tiroirs ou portes que faisait l'infirmier et les infirmières (ils expliquèrent à Marielle que ce bruit était indispensable afin que je ne plonge pas dans un sommeil profond d'où ils ne me sortiraient pas...).

« *Monsieur, ne dormez pas...* »

Ainsi le toucher défaillant, l'ouïe totalement modifiée, et les autres sens qui ne valaient guère mieux !

Le goût devenu virtuel

Au niveau du goût, durant cette période je n'ai jamais eu d'autre alimentation que les perfusions.

Par contre je me souviens que je mangeais des cerises, des groseilles et des fraises assis dans mon lit ... alors que j'étais uniquement sous perfusion...

Je peux aujourd'hui encore dire que j'ai mangé cela, même si je sais que c'est inexact, j'en ai l'image gravée dans le cerveau, et les photos de ces assiettes de fruits sont là dans ma mémoire...

Si je pouvais y brancher une imprimante, je vous les montrerai en image...

Curieux nous n'avions ni cerisier ni fraisier dans le jardin à Meaux, seulement un abricotier et un prunier.

Par contre, n'était-ce pas des souvenirs d'enfance, car ces trois fruits étaient récoltés soit dans le jardin du quartier Rasibus à Montreuil-Bellay, soit dans nos vignes ?

Ou alors, n'avais-je pas exprimé un manque, un besoin de me plonger dans un récipient empli de ces trésors, de m'en délecter, jusqu'à m'y vautrer, moi qui était sevré de fruits rouges depuis près de 25 ans à cause de mes problèmes d'intolérance au sucre ?

Pourquoi pas ?

Oui, en ces moments de vie indéterminée, mon goût était virtuel !

« *Monsieur, ne dormez pas...* »

Les sens déréglés

L'odorat en folie

Depuis mon enfance, j'ai dans ma mémoire une odeur bien précise gravée à jamais : l'odeur du feu d'une maison...

C'était déjà un mois de février.

Nous avons été réveillés par l'incendie de notre maison et il a fallu que nous sortions par l'échelle des pompiers au milieu des fumées, les flammes pratiquement à nous toucher, enveloppés que nous étions par cette odeur si caractéristique.

Depuis 2005 j'ai une nouvelle odeur qui ne me quitte pas, mais qui d'une certaine manière est une odeur virtuelle.

Je ne peux la définir, mais elle pourrait être un mélange en dosage indéfinissable de médicaments, d'éther, de produits de nettoyage, de four qui chauffe, d'huile, ...

Ce qui est proprement inouï quand on parle de l'ambiance d'une salle d'hôpital, qui plus est d'une salle de réanimation...

Oui, j'ai pendant dix ans l'impression d'avoir vécu plusieurs jours dans ces odeurs normalement incompatibles entre elles.

Je vous assure qu'à aucun moment je n'ai senti l'air pur des montagnes et pas plus l'air pollué de la Brie....

« *Monsieur, ne dormez pas...* »

En plus de cette « odeur » qui m'est resté, il y avait cet oxygène qui venait envahir mon nez et au-delà gonfler mes poumons.

Les tuyaux me faisaient mal aux oreilles d'après un souvenir bien clair dans mon esprit.

Je sens encore ces douleurs à la limite de l'insupportable...

Mais il y eut plus surprenant.

J'ai gardé de l'apport en oxygène une impression ô combien bizarre : j'ai eu l'impression de respirer un parfum de rose...

Ce fort parfum était entêtant, enivrant, allant bien avec mon cerveau vacillant.

Ce parfum ressemblait à celui enveloppant l'alambic quand nous avions été voir Monsieur Muhl à Grasse pendant sa fabrication d'alcool de rose…

Était-ce ce souvenir brutalement réapparu ?

Était-ce parce que cette fleur était une fleur présente dans mon jardin et sa vingtaine de rosiers ?

Était-ce parce que j'adore cette fleur avec ses nuances de couleurs et ses parfums entêtants ?

Était-ce enfin la rose qui veillait au bout de chacun des rangs des vignes de mon enfance, celle qui annonçait une grave menace si le mildiou apparaissait sur ses feuilles avant de toucher celles des vignes, synonyme de désastre voire de mort de ceps dans certains cas. ?

Je ne sais pas pourquoi j'ai eu cette sensation.

Par contre, ce qui m'étonne encore aujourd'hui, c'est que ce fut un des rares souvenirs agréables que j'ai pu rapporter de ces journées indécises…

L'odorat qui ne m'avait jamais trahi, m'a fait suivre des fausses pistes inouïes…

« *Monsieur, ne dormez pas…* »

La vue absente

Je n'ai pratiquement pas vu ce qui m'entourait.

Je n'ai pas vu ma chérie quand elle venait auprès de moi.

Je n'ai pas vu, sauf à la fin, le personnel médical.

En fait je les ai effectivement vus mais mon cerveau en ébullition les a transformés en épouvantails…

Je n'ai pas un réel souvenir de la chambre dans laquelle j'étais, et je n'ai pas vu ce qui m'entourait, sauf à ce que ce soit l'amnésie qui m'empêche de m'en rappeler.

D'ailleurs au retour à la clinique, j'ai pu constater que je voyais mal, du moins très flou.

Les êtres et les choses flottaient devant mes yeux, et cela dura plusieurs semaines.

Outre le fait de me donner vite mal à la tête si je voulais regarder trop longuement, je pense que cela devait influer sur mes capacités de lecture et nettement les amoindrir.

Je suis revenu à la clinique mais je n'ai pas vu par où je suis passé, ni comment, ni avec qui.

J'ai l'impression de n'avoir rien vu de ce moment… ou bien de faire une amnésie sur cet instant.

La communication délirante

Ainsi donc mes sens étaient totalement déréglés, et ma communication avec mon entourage totalement déficiente car délirante, sauf deux fois, deux évènements que l'on m'a raconté ensuite...

Le 14 février, quand Marielle est venue me prendre la main, je lui ai dit *« bonne fête Valentine »* !

Incroyable n'est-ce pas, quand on sait que j'avais perdu toute sensation de temps et de dates…

Il est certain que mon cerveau avait capté le calendrier au départ de la clinique et par une sorte d'horloge atomique avait compté les heures et les jours…

Incroyable également quand on sait mes difficultés à parler distinctement…

Incroyable surtout quand on sait que pendant 20 minutes tout mon corps avait été sans énergie puisqu'avec tous les organes arrêtés !

« Monsieur, ne dormez pas… »

Et puis l'autre communication fut un moment où le rebelle qui était en moi fit un effort violent pour tenter de dire ce qu'il endurait...

Quand l'infirmier me demanda :

« *Monsieur on est où ?* »

Violemment et distinctement parait-il d'après Marielle qui a assisté à la chose (alors qu'ensuite je serais incapable de parler correctement une fois réveillé) je lui lançais :

« *Dans un hôpital à la Ceausescu !* » du nom de ces mouroirs d'état organisés par le dictateur Ceausescu qui dirigeait la Roumanie d'une main de fer...

Pourquoi cette référence ?

Sûrement le souvenir d'un reportage à la télévision montrant les orphelinats roumains, ce qui m'avait profondément ému, bouleversé.

Cette vision était agressante pour nous les occidentaux épargnés du joug soviétique et des dérives des dictateurs de tout poil.

Pourquoi ai-je pensé à cela ?

Comment j'ai pu m'en souvenir ?

Comment j'ai pu la prononcer sans difficulté ?

Pour retrouver cela dans mon esprit malade, je ne sais pas quel a pu être le mécanisme m'y conduisant.

Pourquoi cette réaction ?

Certainement parce que j'étais agressé par ces phrases répétitives qu'il fallait poser à d'autres !

A force de me les poser ces questions, ils devaient quand même bien le savoir quel jour on était et où on se trouvait, ou alors ils le faisaient exprès pour m'embêter !

Et si eux ne savaient pas pourquoi me le demander à moi !

Comment ai-je pu prononcer cette phrase pourtant compliquée à terminer sans accroc ni zozotement ?

Sûrement parce que cette rébellion avait murie, qu'elle avait enflé, jusqu'à exploser dans une sorte d'expulsion d'un abcès.

« *Monsieur, ne dormez pas…* »

L'apesanteur

La vie qui s'envole est un moment qui semble long.

Cet instant est curieusement associé à un phénomène que j'appellerai celui de l'apesanteur.

Ce sont des instants d'une rare violence, comme je ne l'avais encore jamais vécue.

Et ce sont des moments ou le bon et le mal, l'agréable et le désagréable, le calme et fureur se côtoient…

C'est violent mais calme.

C'est douloureux mais anesthésiant.

C'est agressant et vivant.

C'est effrayant et tout autant facile à affronter.

C'est bouleversant et rassurant.

C'est en même temps planant et accablant.

C'est tout autant léger et pesant sur tout le corps, en deux mots, aérien et complexe !

Oui j'ai souvenir de m'être trouvé ailleurs, d'une certaine manière en dehors de moi, ce qui me permettait de voir une sorte de mêlée se dérouler, et d'observer cette bagarre qui se déroulait.

Ce laps de temps d'observation et de flottement, ce rôle de spectateur tranquille m'a donné l'impression de ne jamais s'arrêter et de durer une éternité.

Je me voyais serein, calme, entouré d'une escouades de gens affolés, courant en tous sens…

A mon tour de crier :

« *Monsieur, ne dormez pas…* »

Cet épisode d'apesanteur est resté gravé dans mes souvenirs, même si, et c'est paradoxal, j'ai perdu une large partie de la mémoire après avoir été réanimé.

Que le cerveau humain est complexe !

Et c'est encore plus vrai quand on pense que je me souviens de la suite des évènements, de mes délires, de ma récupération, de ma convalescence...

Une paralysie partielle

Curieusement, cette paralysie que je vais expliquer n'a pas affolé ma chérie.

Non, elle était tellement effrayée par mes délires et folies, qu'elle redoutait une sortie d'hôpital avec un malade totalement incontrôlable comme j'étais.

Oui pour elle, ce fut une peur de plus, oui encore une...

Effectivement j'ai été paralysé du visage avec tout le côté gauche qui était affaissé et qui ne fonctionnait plus très bien.

La bouche pendante d'un côté, un œil plus grand et dont les paupières ne fonctionnaient plus très bien, ce devait être un spectacle bien moche à voir.

Mais avec sa force de caractère, Marielle savait qu'elle assumerait, alors que la folie était une hypothèse qu'elle ne pouvait appréhender.

Et aujourd'hui, mon visage reste marqué par cela, et c'est d'autant plus vrai que je suis fatigué. J'ai alors la bouche totalement tordue d'un côté... On va dire que ce n'est pas le plus beau de mes sourires !

Les délires jusqu'à la vie

Je dois dire que cette période est celle qui est revenue pendant une décennie à ma mémoire et dans mon sommeil chaque année au moment de la date anniversaire.

Et cela durait chaque fois plusieurs nuits, pendant lesquelles je replongeais dans les délires qui m'ont accompagné plusieurs jours à l'hôpital.

Pendant 10 ans, je n'ai pas voulu en parler. Aujourd'hui je sais que cela me fait du bien de parler de cela calmement, posément.

J'ai décidé il y a 10 ans de faire mienne la citation de Chahdortt Djavann et de la partager avec vous :

« *Même un délire demande à être entendu* ».

Une décennie encore plus tard, j'en suis toujours aussi convaincu.

Tous ces délires seront reliés entre eux par mes aventures et discussions avec mon Petit Loup....

Gabriel avait donc 3 mois et Marielle avait fait installer au mur de ma chambre de clinique une photo de lui prise la semaine précédente ...

On m'a dit plus tard que l'infirmière du SAMU avait eu l'idée d'emmener cette photo avec moi à l'hôpital.

En réanimation, elle sera parait-il installée face à moi, mais je ne m'en souviens pas...

Et pourtant c'est bien avec mon Petit Loup que je vais passer tous ces moments…

Les chiens autour de moi

Il me semble que le premier des délires que j'ai vécus, en tout état de cause celui qui me vient à l'esprit immédiatement quand je parle de délire, le premier donc est celui des chiens tournant en tous sens dans ma chambre.

Une porte existait sur la gauche de mon lit, et comme je l'ai déjà indiqué, donnait directement sur le trottoir dans la rue. Mais ma chambre était ouverte avec seulement 3 murs dont celui de la porte.

Le quatrième pan était ouvert et face à moi et donc facile à regarder.

Cela donnait sur une espèce de jardin sans fleur, comme une cour de sable qui m'a fait souvent penser à une arène, sûrement aussi parce que mon ventre avait eu à subir l'estocade !

Dans cette cour, des enfants venaient jouer de temps à autres, et d'ailleurs leurs cris venaient s'ajouter à la cacophonie qui emplissait mes oreilles.

Mais surtout, j'y apercevais des chiens.

J'ai noté qu'ils n'avaient pas de collier et j'ai pensé immédiatement que ces gros chiens étaient abandonnés.

Il me semble encore que j'avais devant moi des molosses à la robe marron.

Ils entraient et des heures durant venaient tourner autour de mon lit.

Que me voulaient-ils ?

Attendaient-ils que je parte ou que je baisse les bras en abandonnant la partie ? Attendaient-y-ils la curée ?

Je me le suis demandé ensuite.

L'homme au makhila

De temps en temps, un homme moustachu, armé en général d'un bâton, venait les houspiller afin qu'ils s'en aillent.

Ce bâton, je m'en rappelle bien.

Il était tout rectiligne, ferré à son bout et doté d'une lanière pour le porter...

Je crois tout simplement qu'il ressemblait au makhila que nous avions commandé chez Ainciart-Bergara, à Larressore quelques 3 semaines plus tôt. C'est une fabrique familiale dont le premier de cette lignée d'artisans a produit un makhila avant 1789...

Nous l'avions commandé, à mes mesures, avec le bon équilibre, la bonne longueur de bras, avec mon nom et ma devise personnelle gravée en français et en basque sur le manche :

« *Aimer – protéger – vouloir* ».

J'attendais sa livraison en avril suivant...

J'étais donc impatient de l'avoir, d'où certainement ce délire précis.

Et aujourd'hui ce makhila est pour moi comme un trophée, une médaille olympique pour le moins !

Celui de la victoire ; oui... *vouloir* !

Ce bonhomme portait un large chapeau de brousse en toile couleur sable, de même que le reste de sa tenue : chemise ouverte, long short, chaussettes montantes en laine couleur kaki et brodequins hautement lacés.

« *Monsieur ne dormez pas...* »

Ce moustachu arborait à sa ceinture un étui à couteau de chasse, et avait une paire de jumelles en bandoulières autour du cou.

Quand il n'y avait pas les chiens auprès de moi, ce même personnage venait me voir, pour observer de près mes cicatrices, m'appuyer sur le ventre, puis après un examen des yeux, il allait s'asseoir sur un canapé en face de moi.

Ce canapé était rouge, rouge couleur du sang et ce bonhomme s'y vautrait, prenant manifestement un énorme plaisir.

Le plus curieux est que ce canapé n'existait pas quand le moustachu n'était pas dans ma chambre…

Ce bonhomme cassait la croute de temps en temps, buvait je ne sais quel breuvage qu'il tirait d'une gourde à l'ancienne.

Oui une à l'ancienne de celles qui ont deux plumes d'oies traversant le bouchon, pour faire le bec verseur et le tuyau de compensation d'air…

Il restait là longuement et m'observait sans rien dire…

Régulièrement il allumait une grosse bouffarde et la fumée bleue envahissait la chambre.

Cette fumée curieusement avait une odeur de lait chaud immédiatement sorti du pis de la vache, quand il est tout moussant dans le seau, comme le bon lait que j'allais chercher à la ferme voisine dans mon enfance !

Il ne fumait pas du tabac, car très certainement lui aussi en était sevré, non il fumait du lait de vache !

Il faut dire que cette idée devait être liée au fait que j'avais arrêté totalement le tabac début décembre précédent…

Moi qui avait tellement fumé, d'un seul coup le manque devait titiller des neurones jusqu'alors inactives !

Les fromages sur la cheminée

Et puis régulièrement, mon fumeur de lait de vache venait soit déposer, soit vérifier l'état de fromages enveloppés dans des papiers blancs et qu'il avait posé sur la cheminée sur la gauche de ma chambre.

Car bien entendu il y avait une cheminée qui trônait là, juste située entre la porte de sortie de l'hôpital (donnant directement dans la rue) et un rideau avec des coquelicots amenant à une baignoire et à un joli meuble de bois rose où étaient rangées mes affaires personnelles, vêtements et chaussures… du moins dans mon cerveau dérangé…

De la pointe d'un couteau sortie de sa poche de veste, il venait régulièrement tester la maturité de ses fromages.

Dans la cheminée certains jours il y avait du feu que mon Indiana Jones à moi allumait avec les papiers de ses fromages quand il emportait l'un d'eux.

Quand il en trouvait un à son goût, bien à point, il le glissait comme cela dans sa poche avant de partir et jetait le papier dans le feu pour la prochaine flambée.

Oui, je m'en souviens bien, il les développait, les glissait dans une poche et jetait le papier au feu…

Certaines fois, le test de maturité était tellement à son goût, qu'il avalait goulûment un des camemberts.

A la suite de quoi en partant il jetait le papier vide dans la cheminée…

Quand on pense que jamais il ne m'en a proposé la moindre lichette, ce n'était pas très sympathique !

Après son départ, j'avais souvent Petit Loup qui sortait de sous mon lit et me demandait si ça allait bien.

Je suis sûr qu'il était là-dessous en permanence pour vérifier si tout se passait bien.

Les promenades avec Petit Loup

Un jour que ça allait parfaitement bien pour nous deux, il me proposa d'aller faire une balade pour profiter du soleil de l'été.

Il me prit par la main et nous avons pu passer un bon moment sous les frondaisons du parc.

Puis, sur le chemin du retour, nous montâmes un escalier, dans un immeuble inconnu au fond d'une cour très sombre et déserte.

« *Monsieur ne dormez pas...* »

En haut de cet escalier, une ombre noire, à priori masculine, côtoyait une femme tout de blanc vêtue.

Cette femme était lumineuse.

Derrière elle il y avait une barre assez haute arrivant à ses épaules et barrait le chemin.

Ce passage allait droit sur une porte pleine de lumière, d'une clarté pratiquement aveuglante.

J'aurais bien aimé savoir ce qui se cachait derrière...

La dame blanche n'avait pas de visage. Elle n'avait pas de cheveux.

Sa tête était seulement recouverte d'une sorte d'hennin et son corps élancé était vêtu d'une longue robe de soie blanche couvrant ses chevilles, ne laissant dépasser que des pieds en forme de griffes d'oiseaux, un peu comme des serres de rapaces...

Mais très vite le halo de lumière, attirant, obsédant, faisait oublier les griffes.

Les lumières projetées sur elle la faisait apparaître comme scintillante, auréolée d'une surbrillance jusqu'alors inconnue.

Cet environnement des plus captivants, non seulement incitait à écouter ses paroles, mais plus encore à exécuter les ordres demandés.

Tous les ordres, même ce qui apparaissait impossible à réaliser.

Le challenge de la dame blanche

Elle nous invita à sauter au-dessus de la barre.

Aussitôt dit, aussitôt fait, et je me lançais malgré les cris et les demandes contraires du petit.

Échec !

Le saut qui paraissait si facile ne l'était pas…

Impossible de passer au-dessus de la barre, un échec, un autre et je fus contraint d'abandonner.

Petit Loup me tira par la main m'enjoignant de revenir en bas de l'escalier…

C'est ce que l'on fit non sans que je promette à la dame blanche de revenir la voir.

Elle avait un visage lumineux, accueillant, j'oserais dire joyeux à l'idée que l'on se revoit.

Et en effet, toujours avec petit loup, je suis retourné plusieurs fois, et ce fut toujours un échec.

A chaque fois le même cérémonial était suivi.

Petit Loup me tirait pour que je reparte et je promettais à la dame blanche de revenir…

« Monsieur ne dormez pas… »

Les jeux du stade

Pendant ce temps, dans la cour devant ma chambre, les infirmières organisaient des jeux auxquels étaient conviées des enfants des services de rééducation et de traumatologie.

J'avais donc bien conscience de là où je me trouvais : un hôpital.

Il m'a semblé qu'ils jouaient ainsi à quelque chose comme un mix du jeu de l'oie et du Monopoly revu et corrigé, avec des hôtels à acheter ou à voler au voisin, un puits, une prison, etc.

Ils lançaient des dés qui je m'en rappelle avaient une forme curieuse.

Ils avaient des nombres allant jusqu'à 12 !

Les parties étaient endiablées, avec tous ces gamins criant, hurlant, vociférant, se battant pour jouer et lancer les dés en premier, ayant des gages à faire à certains moments...

Un gage revenait plus souvent que les autres.

Le perdant devait le plus vite possible attraper une des trottinettes stockées dans l'armoire basse de ma chambre et venir faire plusieurs fois le tour de mon lit, pendant que l'homme au chapeau de brousse chronométrait...

Et bien entendu depuis mon lit je regardais cette course peu commune, car les participants concouraient avec qui un plâtre à une jambe, qui un fauteuil roulant, qui encore avec sa perfusion sur roulettes...

Souvent après cet épisode de nombreuses fois répétées, il était nécessaire de retrouver le calme et le silence.

Petit Loup me proposait alors une balade dans la campagne avoisinante et l'on se retrouvait systématiquement au pied de l'escalier de la dame blanche.

« *Monsieur ne dormez pas...* »

La main disparue

Un matin, au réveil, devant le miroir de ma salle de bain en marbre noir, brutalement j'ai constaté que ma main gauche avait disparue.

Elle était remplacée par des doigts gonflés chacun aussi gros qu'une main, fixés directement sur mon poignet !

L'un d'eux portait une fine alliance disparaissant sous les boursouflures de ce doigt.

J'ai immédiatement sorti la voiture du garage et je me suis rendu chez monsieur Monéger au bout de l'avenue de la gare...

En fait quand j'étais enfant, je vivais à Montreuil-Bellay.

Et dans cette petite ville, avenue Duret en direction de la gare, s'étalaient les vitrines du quincailler, le magasin de la famille Monéger...

« *Monsieur ne dormez pas...* »

Ce jour-là, au fond de la quincaillerie, il y avait, derrière le comptoir, une dame peu avenante, cheveux blancs assez courts, lunettes, ronchonnant tout le temps que dura ma visite.

Elle portait un bavoir-tablier bleu à carreaux sur une courte chemise blanche ouverte car non boutonnée, premier élément distinct au-dessus de son comptoir.

En fait, sous cette tenue légère, on distinguait dans l'échancrure de la chemise une tenue brune : elle était habillée d'un short africain en toile et d'une chemise du même tissu.

Elle portait des souliers en cuir d'autruche de la même couleur safari...

Elle n'était pas seule dans ce magasin.

Il y avait également un jeune homme habillé de noir et dont la silhouette faisait penser au copain de la dame blanche.

Observé d'un peu plus près, il avait des cheveux longs, une barbe relativement longue et frisée et des yeux métalliques.

Il avait surtout en main une énorme cisaille, comme celle que l'on utilise pour couper des branches et tailler les arbustes.

La garde chiourme vint examiner mon alliance et annonça qu'on pouvait commencer car dit-elle :

« *Je pourrais en tirer un bon prix* »...

On demanda à ce que je m'installe sur le divan, seul meuble de la pièce.

L'énorme cisaille s'approcha, et l'homme la glissa pourtant facilement entre mon doigt difforme et ma minuscule alliance.

Il déclencha un long mouvement de va et vient comme si cette machine était devenue une scie.

Ce sciage était ponctué d'arrêts pendant lesquels la mère matrone venait avec un petit aspirateur avaler les miettes d'or qui étaient tombées sur le divan.

Un grand clac et mon alliance ouverte tomba par terre.

La matrone se précipita et malgré mes cris et mes injures, elle se précipita et se sauva avec, en demandant au barbu de me jeter dehors…

Il parait que j'étais furieux que l'on n'ait pas voulu me rendre mon alliance, en tous les cas c'est ce que j'ai tenté de dire à Marielle plus tard quand j'ai pu parler un tantinet distinctement !

Elle essaya parait-il de m'expliquer, mais en pure perte.

En fait, mes doigts avaient tellement gonflé et les œdèmes étaient si importants, que les médecins craignaient que je perde mon doigt non irrigué car trop serré par mon alliance ; ils avaient donc demandé que l'on coupe la bague me dira Marielle ensuite.

« *Monsieur ne dormez pas…* »

La traque des mauvais médecins

C'est peut être à la suite de cela que dans mes souvenirs se situe l'épisode des recherches sur internet…

J'ai en effet entrepris des recherches internet sur les antécédents des médecins du CHU et de la clinique de Mareuil…

Je disposais d'un large bureau noir qui tranchait bien avec les murs blancs de la pièce, un bureau installé en face de mon lit.

Alors en faisant fi de l'oxygène, des sangles, des drains, de la perfusion et de la sonde, je plongeais des heures dans un minitel pour interroger les bases de données du ministère de la santé.

Mon expérience professionnelle m'avait permis semble-t-il de craquer les mots de passe en me faisant passer pour le responsable des ressources humaines...

J'accédais ainsi aux dossiers personnels des médecins (même si encore aujourd'hui je ne me rappelle pas des noms des médecins du CHU...).

Ce n'était pas joli leur affaire !

Ah non alors !

Ces informations n'étaient pas brillantes du tout.

Les notes que chacun avaient dans son dossier n'étaient en fin de compte qu'un nombre : le nombre de patients morts dans leurs mains...

Et certains nombres étaient fort élevés !

Ce qui était rassurant est que je n'y trouvais ni le responsable du service de réanimation du CHU où je me trouvais, ni le médecin patron de la clinique Saint Faron qui m'avait envoyé là en catastrophe, ni même le docteur Nicolet, mon chirurgien...

C'était rassurant, un instant seulement car aussitôt cela devenait énervant, voire inquiétant...

En effet avais-je bien cherché partout ?

Leur dossier n'était-il pas dans un endroit secret ?

Alors il fallait que je recommence, que je continue à chercher, à chercher encore et encore...

Je balayais les fichiers, refaisait moult fois la même démarche jusqu'à ce qu'elle m'apparaisse comme inutile... Et cela quand même m'avait rassuré...

Le drôle d'équipage

Une de ces nombreuses recherches fut interrompue par un grand remue-ménage devant la porte de ma chambre.

Quand cette dernière s'ouvrit avec fracas, entra dans la pièce un équipage fort étonnant !

« *Monsieur ne dormez pas...* »

Une jolie jeune femme entra brusquement et sans un mot dans ma chambre. Elle était montée sur un drôle d'engin : elle pédalait sur un grand-bi.

Ah oui alors, un drôle d'équipage avec cette femme jeune mais sans âge ni visage ni cheveux, la tête ceinte d'une coiffe blanche avec une lampe rouge clignotante.

Elle était vêtue non pas d'un chemisier ou d'une blouse, mais d'un soutien-gorge blanc assorti à une demie jupette blanche style mini-jupe de tennis.

Mais il ne s'agissait que d'une demie jupe, car le tissu ne pendait que d'un côté au-dessus d'un string blanc (ou du moins c'est l'impression que cela me fit en voyant sur le côté de la hanche une ficelle pour tenir le tissu).

Quant aux chaussures, elle n'en avait pas. Et était les pieds nus sur les pédales.

La suivait la mère matrone, vous savez, celle de la quincaillerie qui avait précédemment subtilisé mon alliance pour la monnayer sur un marché douteux.

Elle portait un panier d'osier accroché sur le dos, un peu comme un hotte de vigneron comme je l'avais vécu dans mon enfance.

De cette hotte dépassaient plusieurs plaques noires.

A l'avant du grand bi, comme un panier sur un vélo, il y avait une machine qui lançait des lumières bleutées et clignotantes...

On me glissa une plaque noire sous le dos, la machine du grand-bi fut posée sur mon torse, et l'on recommença plusieurs fois la chose...

Car si jusqu'à présent on m'incitait à tousser, là il fallait que je retienne ma respiration.

Les délires jusqu'à la vie

Et le plus dur c'était justement quand ces dames voulaient me bloquer la respiration afin que la radio ne soit pas floue !

Elles montaient chacune d'un côté du lit et s'asseyait chacune de leur côté sur la plaque posée sur mon torse, donc sur mon ventre !

C'est d'ailleurs là que je voyais le string de la cycliste alors que la matrone était plutôt couverte pour affronter l'hiver arctique !

Plus tard j'ai su que l'on m'avait fait passer des radios des poumons, car j'avais du sang à l'intérieur de ceux-ci et d'ailleurs je crachais du sang en permanence. Ces examens ont tous eu lieu dans la chambre de réanimation car on y déplaçait le matériel nécessaire.

Je me souviens aussi que le barbu est venu plusieurs fois pendant toute la période me demander de :

« *Tousser sans le ventre...* »

Oui il fallait me forcer à faire ces gestes pour me faire cracher ce sang.

Et si je devais tousser, il ne fallait toutefois pas que je perturbe la cicatrisation de mes nombreuses « balafres » et que j'endommage les sutures de la poche reliée à mon intestin cousu à l'orifice de mon ventre....

En plus je devais cracher le goudron de nombreuses années de tabac...

Et donc je toussais sans le ventre, simplement en jouant sur la trachée et la gorge.

D'ailleurs après ma sortie de clinique mon pneumologue me dira, plusieurs mois après :

« *C'est injuste de voir des poumons si propres alors que vous avez fumé autant et si longtemps !* »

Merci Monsieur Terroux de me faire ces reproches à retardement.

En plus vous aviez tellement raison, car à quoi cela sert de fumer ?

La chute dans l'escalier

Une autre visite à la dame blanche fut l'occasion pour l'homme en noir de nous annoncer une modification des règles du jeu.

« *Monsieur ne dormez pas...* »

La barre à sauter était supprimée.

Elle avait été remplacée par un élastique, mis plus bas et donc bien plus facile à franchir.

La dame blanche, de sa voix de miel, nous invita à tenter le saut gagnant.

Et pendant que Petit Loup me tenait la main m'incitant à ne pas me lancer, elle par contre nous susurrait combien la chose devenait très facile.

En plus pour la première fois j'étais sorti en tenue de sport, chaussures à crampons, léger maillot sans manche, short léger et fendu sur le côté pour mieux enrober l'obstacle à la manière sûrement des sauteurs en hauteur spécialistes du saut ventral comme cela se faisait dans le temps.

Ah oui alors je me sentais prêt à battre le record du monde de saut en hauteur !

Alors que je prenais mon élan, non seulement Petit Loup ne lâcha pas ma main, mais il tira vers lui de toutes ses forces...

Une fois.

Une seconde fois où j'eus l'impression de jeter là toutes mes forces.

Une troisième fois...

En vain...

Il me fut impossible, malgré trois tentatives, de passer au-dessus de l'obstacle alors que cela semblait si simple...

Le petit bonhomme me tira si fort après cette troisième tentative que l'on partit tous les deux à la renverse dans l'escalier, emportant l'élastique arraché, au passage emportant avec nous la porte d'entrée...

Ce fut une chute libre (encore l'effet d'apesanteur ?) suivie d'un choc si violent que le bruit de mon corps s'écrasant au sol résonna dans toute ma tête...

J'ai eu l'impression d'être assommé par le choc d'autant que j'avais tout fait pour que Petit Loup soit protégé.

« *Monsieur ne dormez pas...* »

On l'a bien eue, n'est-ce pas Papy ?

Une bourrasque de vent froid me réveilla en sifflant à mes oreilles.

Cet air était si froid que je me suis demandé s'il ne neigeait pas dans la cour, d'autant que j'entendais le son de la bise dans mes oreilles.

Voulant m'en rendre compte, j'ai ouvert les yeux sur la pièce qui m'entourait.

J'étais tout seul, allongé sur le sol.

Curieusement je venais de revêtir une tenue de ski noire.

J'étais un objet minuscule dans une pièce si énorme que l'on se serait cru dans un hall de gare.

Ce hall avait deux particularités : tout y était blanc et il n'y avait pas d'ouverture, ni porte, ni fenêtre...

Rien pour entrer, rien pour sortir, j'étais seul pour l'éternité face aux évènements...

Et les évènements en premier lieu tenaient en une pluie de confettis. Cette pièce était pleine de morceaux de papiers volant en tous sens.

Une multitude de papillons de papier !

L'un d'eux attira mon attention.

Il avait sur une face une couleur bleue, très claire, et sur l'autre comme un dessin.

Au bout d'un long moment la tornade plaqua cette feuille sur le mur me faisant face.

Apparut alors la photo de Petit Loup.

Ce joli bébé me regardait en fronçant les sourcils, en signe de reproche.

Pourquoi me grondait-il ?

Qu'avais-je fait si ce n'est de lui obéir et de sortir de chez la dame blanche ?

Un long moment nous nous sommes observés puis ses lèvres s'entrouvrirent pour laisser apparaitre un large sourire…

J'ai alors ressenti comme une chaleur m'envahir, partant de mon ventre et montant à mon cou et parvenant ensuite à mes tempes.

Ce fut un ensemble de ressentis sans que je sache les expliquer.

Je me demande encore si cela correspondait au moment où « mon moteur » redémarrait, où mon être tout entier basculait vers la vie tout simplement.

Ce fut le moment que Gabriel choisit pour sortir de sa photo.

Il s'approcha de moi toujours avec un énorme sourire et se pencha vers moi tout doucement.

Il me glissa tendrement un mot au creux de l'oreille, un sacré gentil petit mot :

« *On l'a bien eue la dame blanche ? On a gagné hein papy ?* »

Ah oui !

Nous l'avions « drôlement eue » cette dame blanche, cette ambiguïté de beauté et de danger mélangés.

Aussitôt je me souviens m'être dit qu'il fallait que j'informe Marielle du fait que l'on avait vu la dame blanche mais que cela ne se reproduirait pas…

Car avec Petit Loup on venait de vivre la bascule, celle qui fait revenir !

Elle me dira plus tard qu'un jour je lui ai balbutié des choses au sujet d'une dame blanche…

Elle me dira aussi que l'on continua à traiter ma septicémie.

Analyses de sang plusieurs fois par jour, des litres de médications dans la perfusion, et toujours les actions mécaniques.

On me fit cracher le sang encombrant mes poumons.

On vida par aspiration puis avec de nouveaux drains dans mon abdomen pour chasser tout ce qui le souillait.

On me redonna un sang propre à partir de poches de transfusion…

Souvent je devais tousser, cracher ces caillots de sang qui me gênaient pour respirer.

En fait en aucun cas je n'avais mal aux poumons (d'ailleurs n'est-ce point un des muscles où la douleur ne s'implante pas ?).

Non c'était handicapant pour respirer profondément, et par moment je me souviens que de mes bronches sortait un bruit de soufflet, comme à la forge quand j'en faisais au lycée en 4ème.

Le mois du purgatoire ?

Un matin la phrase m'empêchant de dormir fut changée.

Je me sentais mieux, fatigué, très fatigué mais mieux.

Ce jour-là, une personne en blouse bleue, un masque sur le visage, un homme, vint me dire non pas :

« *Monsieur ne dormez pas...* »

Mais au contraire une énorme bouffée de surprise et bonheur :

« *Monsieur vous allez mieux !* ».

Ajoutant :

« *Vous allez pouvoir repartir à la clinique Saint Faron...* »

« *Vous pourrez y poursuivre vos soins...* »

Je n'ai pas entendu autre chose.

D'un seul coup mon horizon changeait, j'engageais une convalescence, tout allait redevenir normal et surtout j'allais redevenir comme avant, vite je l'espérais…

C'était en février 2005

Ce mois de février, rappelons-le, a comme origine latine « *februare* » qui signifie « purifier ».

Souvenons-nous également que ce même mois de février était nommé par les chrétiens anciens « *mois du purgatoire* » ou encore « *mois des fièvres* »…

J'ai toujours trouvé que l'histoire avait des hoquets, comme une sorte d'éternels recommencements.

Mais là, j'ai trouvé qu'elle avait beaucoup d'humour, voire un humour exagéré !

Le désarroi des proches

La torture pour ma chérie

Si moi j'étais inerte, ma femme entamait au même instant un parcours d'une rare violence, des moments extrêmement difficiles que je lui imposais en fait...

Marielle viendra tous les jours deux fois, le matin et le soir.

Chaque visite, lorsqu'elle est autorisée, ne peut pas durer plus d'une heure le matin et autant le soir dans un service de réanimation.

Elle me dira plus tard y avoir côtoyé la famille de l'occupant de la chambre contigüe à la mienne, un jeune totalement fracassé à la suite d'un accident de moto et plongé depuis de nombreux jours dans le néant.

Les parents et la petite amie avaient 1 heure à chaque visite à se partager, une personne à la fois...

Un enfer pour eux.

Un calvaire que l'amour leur faisait endurer jours après jours, un calvaire que ma chérie allait vivre à son tour.

Pour elle, lors de chacune de ses visites, c'était l'occasion de faire un point précis avec les médecins réanimateurs... et au début d'entendre la phrase tellement dure à accepter :

« *Madame, nous ne savons pas si nous le sauverons...* »

Puis après avoir enfilé masque, blouse et charlotte sur les cheveux (vêtements obligatoires pour pouvoir pénétrer dans une chambre de réanimation), elle venait auprès de moi.

Quand elle repartait, elle était à peine arrivée à la maison que le téléphone sonnait.

La folle inquiétude de la famille

De nombreuses fois chaque jour elle dut répéter les mêmes phrases, se forcer à répondre devant la gentillesse des interlocuteurs alors qu'elle n'avait qu'une envie, celle de ne parler à personne.

Elle était submergée par un grand nombre d'appels, en plus d'être submergée de chagrin et de peur…

Une organisation des appels aurait permis de lui rendre la vie plus simple, mais elle dut faire face à ces appels en tous sens…

Certains se sont pliés à cette rigueur d'obtenir les informations quand il était temps de les donner et sans pour cela être en permanence à quémander.

En effet, une quantité incroyable d'appels tous sens car elle aura à faire au téléphone avec :

- ceux qui savent tout, et qui rajoutent une couche de détails croustillants qu'eux seuls peuvent en cette occasion apprécier, alors que ce ne sont que des propos polluants !

- ceux qui donnent des conseils de changement d'hôpital, car ce sont des spécialistes qui ont pu connaitre quelqu'un qui avait testé les bienfaits d'un séjour à tel ou tel endroit.

- ceux qui, pourquoi pas, style bobos parisiens, suggèrent un transport en hélicoptère dans une autre ville, et pourquoi une autre ville me direz-vous ? Uniquement car le bobo sait tout et plus que les autres !

Le désarroi des proches

- ceux qui préconisent un changement de médecin car ils connaissent (eux !) le seul spécialiste en ce domaine, mais oublient de dire qu'ils ne sont pas passés par là où je suis,

- ceux qui ont déjà eu la même chose (!), voire en bien plus grave et donnant sans fin moult détails effrayants sortis de je ne sais où, d'autant que plus complexe que tous les organes arrêtés, je ne vois pas très bien de quoi ils pouvaient parler, voire s'enorgueillir

- tous ceux qui connaissent celui qui connait celui qui connait… Enfin vous les connaissez ceux-là, les spécialistes de l'ours qui a vu l'ours…

- ceux qui ne comprennent pas la situation et par des questions déplacées veulent quand même tout savoir et comprendre, même si en fait c'est au-dessus de leurs moyens

- ceux qui veulent faire un procès au chirurgien, et c'est sûrement le moment ! Il est vrai que pour rassurer et aider ma chérie, voilà une piste de conseils sans pareils !

- et surtout ceux qui ont peur pour eux car ils viennent de découvrir qu'ils sont comme moi, mortels…

Ce fut l'une de nos découvertes dans cette période.

Des personnes de la famille ou des amis, dans la même tranche d'âge autour de la soixantaine, ont pris conscience que mon sort n'était pas encore stabilisé.

Alors je pouvais mourir et par conséquent il pouvait leur arriver la même chose…

D'un seul coup ils découvraient qu'ils étaient eux aussi mortels.

Et cela les rendait importuns et insistants d'une certaine manière, même si au départ leur démarche était faite de gentillesse et de volonté de partager la peine…

Puis débarrassés de ces moments longs et malheureusement désagréables, Marielle se forçait à appeler mes parents.

Elle s'était donné ce challenge dès la première minute : les tenir informés après chacune de ses visites…

Elle tenait à leur dire objectivement et honnêtement les choses, sans cacher quoique ce soit, sans embellir non plus la situation, mais surtout en tentant de ne pas les affoler…

Elle vivra là des moments très compliqués, je le sais, et elle fut extrêmement courageuse ma petite chérie !

Le dernier coup de fil passé, elle se retrouvait seule dans cette grande maison.

Non pas totalement seule, car son cœur était empli de peur et de chagrin.

Les mauvais rêves l'accompagnaient la nuit.

Le jour elle ne pensait plus qu'à sa prochaine visite :

« *Que lui dirait-on ?* »

« *Quelle situation trouverait-elle ?* »

Heureusement son amie Danielle l'aida beaucoup en ces instants déroutants.

Et surtout elle put compter sur nos deux enfants adorables.

Marielle leur donnait l'information chaque jour.

Christophe avec sa formation en virologie tentait d'expliquer, de lui esquisser ce qui allait se passer, de rassurer autant que faire se peut.

Ses mots furent d'une grande utilité, à la fois pour sa maman et tout autant pour sa sœur.

Alexandra quant à elle venait d'accoucher 3 mois plus tôt, et du jour au lendemain, au premier jour de mon arrivée en réanimation, elle vit son lait se tarir et ma petite puce fut dans l'impossibilité d'allaiter son bébé…

Elle viendra auprès de moi dans les heures suivant ma sortie de l'hôpital, après que je sois revenu à la clinique pour la suite des soins.

Mes chers enfants soudés autour de leur maman, et même mon premier petit-fils impacté par ce que je vivais...

Quand on est dans le trou, on a du mal à imaginer les dégâts collatéraux...

Et cela ne s'arrêtera pas de sitôt !

Je n'ai pas de souvenir réel des visites de Marielle.

Jamais je ne l'ai vue avec sa tenue spéciale de cosmonaute, et pratiquement jamais je ne l'ai entendue.

Les amis inquiets

Danielle qui fut chaque jour auprès de ma chérie cachait son inquiétude.

Elle travaillait son optimisme pour apparaître la plus positive possible, elle proposait des dérivatifs en parlant d'encadrement et d'art floral ou de l'association des AVF (l'accueil de villes de France).

J'avais perdu de vue et pourtant si souvent et longuement recherché mes amis de la promo, Georges et Patrick en particulier.

Ils ne seront pas là pour nous accompagner, mais se sont rattrapés depuis.

Elizabeth et sa discrétion coutumière, restera en contact avec nous, tout comme son chéri.

Michelle et Jean-Mi nous firent les signes d'amitiés nécessaires. On se reverra en Provence, chez eux, quelques trimestres plus tard.

Maurice, Alain, Louis, les compagnons de route professionnelle, un moment collaborateurs et depuis amis n'ont pas manqué une occasion pour se renseigner le plus discrètement possible.

L'entourage professionnel serein

Naturellement, quand je parle de l'entourage professionnel, je n'y inclus pas Annick, qui au contraire de beaucoup d'autres fut très inquiète.

Elle fut et restera une assistante merveilleuse.

Elle était chargée de transmettre à mon patron les nouvelles que lui donnait Marielle. Elle le fit consciencieusement, comme toujours.

Elle donnait également des nouvelles dans mes équipes à ceux qui souhaitaient en avoir et qui étaient préoccupés du devenir. La première interrogation était :

« *Le patron reviendrait-il ?* »

Pour quelques-uns la question prioritaire suivante était simple :

« *Serait-il comme avant ?* »

Pour tous, la question cachée était bien entendu de savoir qui allait me remplacer et quelle serait la nouvelle organisation...

Dans mes équipes, il y avait celles que j'appelais « mes oiseaux fragiles », Béatrice et Dominique que j'avais recueilli avec moi alors que leur santé et leur moral chancelaient.

Ensemble nous faisions un bout de chemin vers la réinsertion et vers le résultat positif.

Je sais que toutes les deux étaient plus inquiètes encore. Et tous les jours, elles venaient chercher chez Annick une information positive.

Si Béatrice a réussi aujourd'hui à être bien dans sa peau, se rapprochant de la nature et des animaux, ses petites bêtes à poils, Dominique quant à elle lutta contre un environnement familial nocif, puis sans aide à son travail, sans quelqu'un l'aidant à trouver un petit bonheur à chaque fois qu'elle franchissait la porte du bureau, elle abandonnera.

Le désarroi des proches

Oui elle quittera notre monde brutalement, quelques années plus tard quand tout lui fut devenu irrémédiablement insupportable, sans un regard pour ses enfants et son passé, avec la volonté farouche de tout finir d'un seul coup.

Et puis, il y avait tous les autres.

A commencer par mon patron qui le lendemain de mon retour à la maison me demandait au téléphone à qui il pouvait confier une mission (certainement sans aucune importance), à moi qui ne savait plus correctement parler ni retrouver en mémoire les clés pour bien comprendre son propos...

Jamais jusqu'à mon départ en retraite il ne m'interrogera, ni ne s'interrogera...

Seul son nombril comptait.

Au-delà de son cas personnel et au-delà de son égoïsme, l'entreprise ne devait pas faire de sentiment. C'est la raison pour laquelle ses cadres supérieurs pensent devoir être des chiens pour parvenir...

Nous étions bien loin des valeurs mutualistes que m'avaient transmis mes grands-pères, présidents de leur caisse locale d'assurances mutuelles agricoles, et mon père un moment secrétaire de la mutuelle locale.

Et quand cette mutuelle absorba le GAN lors des opérations de dénationalisation des gouvernements socialistes, elle absorba des pertes financières énormes et intégra dans son management supérieurs justement ceux qui avaient si brillamment réussis !

D'ailleurs en l'occurrence mon patron avait été directeur et était resté dans le poste de direction de l'assurance des particuliers. Il se fit surtout remarquer par la pertinence de son geste pour remettre sa mèche de cheveux pendant devant ses yeux, ce qui le fit surnommer le lévrier afghan et les longs poils sur la face !

L'équipe de sa direction, que je retrouvais à la première réunion d'encadrement qui suivit mon retour ne me demanda même pas ce qui m'étais arrivé ayant nécessité une absence de fin janvier à juin, à une exception près, n'est-ce pas mon ami Nicolas…

Merci à toi.

Seules les secrétaires de certains demandèrent quelque chose, soit directement, soit à Annick.

Sympa les filles, je n'oublie pas !

Les 7 vies du chat

J'ai la conviction d'être comme les chats et d'avoir eu la chance de disposer de 7 vies...

J'en veux pour preuve celles que j'ai déjà décrémentées de mon compteur...

Comme disait le père Calixte :

« L'faut pas êt' trop gourmand, mais bond'là on peut ben en manger queques'unes sans s'émoyer »...

La première, déjà difficile

A ma naissance, tout va mal.

L'accouchement a lieu dans notre maison de la rue de Berlay. Il faut user des fers pour accoucher ma mère.

Ces engins me laissent des marques indélébiles sur le front et le cuir chevelu.

Après mon premier cri, il parait que j'étais tout bleu et que ma mère respirait à peine.

Tout de suite nous sommes transportés aux urgences de l'hôpital le plus proche, à Saumur, avec un médecin qui durant tout le trajet des 23 kilomètres forcera ma mère à ne pas s'endormir en observant ses yeux révulsés.

« Madame il ne faut pas dormir ! »

Déjà !

Et une vie, une !

Dans l'année de mes 6 ans, nouvel évènement marquant et traumatisant.

Notre maison brûle.

Comme toujours c'est un ensemble de choses qui mises bout à bout nous ont plongées dans ce drame.

En 1944, la division allemande Das-Reich fit sauter le pont en bas du coteau.

La cheminée de la maison en haut de la côte fut légèrement déplacée.

Une tempête en fin 1951 l'endommagea et endommagea la charpente.

Cette dernière fut réparée et il ne semblait pas que la cheminée soit alors à consolider.

Et pourtant une pierre délogée laissera passer des étincelles montant du feu de la cuisinière en ce mois de février 1952…

Le feu est à la porte de ma chambre quand mon père nous installe ma mère et moi, sur le rebord de ma fenêtre.

Elle est située au premier étage d'une vieille maison, dont le rez-de-chaussée est accessible par 5 marches depuis le terre-plein de la place, elle-même surélevée par rapport à la rue.

En fait, par rapport à la rue nous sommes à une hauteur de 2 étages d'une maison actuelle.

La seule issue sera l'échelle des pompiers alors que le feu approche…

L'échelle des pompiers de Montreuil s'avérant trop courte pour agir en sécurité, il fallut attendre la grande échelle des pompiers de Saumur appelés en renfort…

Les pompiers avaient fait un exercice le matin même et la tonne du camion-citerne n'avait pas été remplie… Il fallut tirer des tuyaux depuis le Thouet en bas de la côte et installer une grosse pompe...

Pendant ce temps les flammes gagnaient du terrain...

On me descendit par une échelle, dans la fumée, enveloppé dans une couverture.

On en passa une autre sur les épaules de ma mère, pour la réchauffer et parce que sa chemise de nuit fumait, déjà attaquée par l'incendie.

Et mon ami, mon meilleur ami, mon cheval Pompon, n'aura pas ma chance car il mourra dans le brasier de son écurie.

Ce sera le premier grand chagrin de ma vie.

La seconde vie : on a eu chaud

A la fin de l'année de mes 16 ans, je suis en voyage en autocar en Corse.

Nous sommes partis de Calvi et devons rejoindre un camp de toiles de ma colonie de vacances à Calacuccia dans le centre montagneux de l'Ile.

Jusqu'à l'Ile Rousse puis Ponte-Leccia, rien à signaler. Puis nous voilà dans la montagne et la route s'élève.

Nous entrons dans une vallée avec un joli précipice sur notre gauche.

Le chauffeur en toute décontraction, conduit torse nu, en short et pieds nus.

Un virage (nous n'avons jamais su pourquoi) d'un seul coup semble impossible à franchir...

Le bus déséquilibré heurte un rocher, longe le précipice dans la Scala Santa Régina là où le Golo coule 50 mètres plus bas, tape plusieurs fois dans la rambarde...

Il bascule ensuite de l'autre côté, dans un trou...

L'arrière du car est à environ 8 mètres de profondeur, l'avant dépasse de moitié à hauteur de la route.

L'arrière est écrasé mais seules les valises qui étaient stockées sont éventrées. Il n'y avait pas de passager à ces places.

Le fait que ce vieux car avait un toit ouvrant, ouvert (en toile roulée comme les 2CV Citroën) a provoqué la chute de certains passagers, éjectés par le toit.

Il y a bien eu quelques blessures lors de l'atterrissage sur les rochers, des coupures, mais aucune blessure ne nécessitant un transfert vers un hôpital…

Apprenant cette mésaventure par un de mes courriers, ma chérie de l'époque qui est ma chérie d'aujourd'hui crut que j'étais mort et faillit s'évanouir…

Déjà !

Et trois de chute !

Mais cette même année en Corse, 10 jours après l'accident d'autocar, nous eûmes à vivre un moment bien difficile !

Cela avait commencé près de la plage de Porto. Des tentes y avaient été dressées pour notre colonie de vacances, et ce avec toutes les autorisations possibles.

En fin d'après-midi nous avions fait une balade jusqu'au port et avions même été jusqu'aux bâtisses du village de Porto.

En rentrant par la route ombragée, L'Arinella, alors que nous marchions bien proprement en file indienne et bien au bord, une voiture arrivant en face de nous se déporta vers la gauche et nous fonça dessus !

Heureusement on a pu, les uns et les autres se jeter sur le talus au pied de la forêt. Une peur bleue, des cris, mais personne ne put noter la plaque d'immatriculation.

Le directeur de la colo nous accompagnant nous fit rentrer à vitesse forcée.

Au camp il annonça qu'il allait à la gendarmerie. Il n'y aurait surement aucune suite, car pas de dégâts corporels n'étaient constatés. Et puis on ne connaissait que la couleur et la marque de la voiture...

Le directeur fit son possible pour calmer le jeu et après un bon diner, on se réfugia sous nos tentes (tentes de 8 lits).

Dans la nuit des explosions, des cris, vite tout le monde dehors...

Les lampes. Les moniteurs et le directeur font le tour... Il a deux tentes avec des trous. Les toiles sont trouées ! Oui trouées par des tirs de chevrotines. Les tirs sont à hauteur d'homme, mais heureusement il n'y a pas de blessé. Un papier traine par terre :

« *Français dehors* »

Il nous restait deux nuits à passer là avant de repartir à Calvi.

Ce sera sous la protection de la gendarmerie avec interdiction de sortir dès la fin d'après-midi...

Et à jamais dans ma tête je saurais ce que le corse attend de la France : qu'elle ne soit pas là pour contrôler ses magouilles mais toujours pour lui cracher sans fin plein d'argent car les habitants de cette ile sont incapables de vivre dans l'autonomie qu'ils réclament y compris par des actes violents.

Une autonomie mafieuse. Un peuple de bandits. Oui car le lendemain au bistrot du port on a même refusé de nous servir une menthe à l'eau, en prétextant que le peu qu'ils avaient était pour les autochtones.

Une autre façon de nous dire « *les français dehors !* ».

Alors les discours des métropolitains sur l'ile de Beauté, le plus bel endroit du monde, ce n'est pas pour moi, et la plupart d'entre eux n'ont jamais ouvert les yeux correctement, car enfin tout cela est visible : il suffit, un exemple parmi tant d'autres, de regarder le pédigrée de certains politiques locaux.

Il n'y eut aucune suite pour cette tentative de meurtre, personne a vu quelque chose, les gendarmes n'ont trouvé aucun indice...

Circulez, il n'y a rien à voir.

Rentrez chez vous.

Quant au politiquement correct corse c'est une bien vaste fumisterie.

Raté, mais ça fait 4 !

Plus tard, en 1988, je fus obligé de prendre un avion et de faire un aller et retour jusqu'à mon bureau pendant mes vacances.

Ce repos se dégustait dans le marais poitevin, dans cette célèbre Venise Verte.

Il suffisait de rallier Poitiers via Niort puis de prendre l'avion Poitiers – Lyon.

Un voyage rapide en voiture pour rejoindre Poitiers au petit matin quand la campagne est encore endormie, la montée en avion suivie du décollage, et l'aller fut sans souci.

Une réunion à Lyon qui fut des plus fructueuses puisqu'ayant acté le lancement d'un projet majeur pour notre groupe et qui me sera confié : près de 6 ans avant d'en voir les premiers éléments tangibles, et en moyenne 350 personnes sur le chantier.

Le retour, dans le même type d'appareil (bimoteurs ATR42) se présentait bien, j'étais dans l'euphorie de notre réunion. Il commença bien, jusqu'à ce que nous arrivions en vitesse de croisière.

On commença à voir les deux hôtesses aller et venir depuis le cockpit jusqu'à l'arrière de l'appareil.

Elles semblaient affairées, si soucieuses qu'un passager se fit rabrouer quand il voulut demander un renseignement.

Ce fut le geste qui déclencha les premières vagues d'inquiétude.

C'est à ce moment que le commandant, à la radio, s'adressa aux passagers :

« *Mesdames messieurs, je vous demande calmement de vous masser aux places avant de l'appareil, sans en laisser une seule vacante.* »

A partir de ce moment-là, le commandant coupait un moteur, reprenait un instant plus tard...

Je comprends rapidement que nous avons un problème sérieux et que l'équipage essayait de nous rapprocher de la terre ferme sans avoir la possibilité d'utiliser les gouvernes habituelles.

On le saura ensuite : nous étions en l'air avec une panne de gouvernes, dans l'impossibilité de virer naturellement ni d'engager une descente avec les dispositifs normaux.

Au bout d'un très long moment, le silence ayant envahi la carlingue, le commandant repris la parole :

« *Nous allons tenter d'atterrir à Tours...* »

Et ce mot « *tenter* » s'abattit sur nous tous....

Une chape de silence s'installa.

On voyait des visages crispés, des yeux fermés... Puis brutalement, et sans que l'on sache pourquoi, tout devint violent.

La frayeur chez beaucoup, des cris pour certains (un homme hurlait qu'il voulait parler à sa femme avant de mourir), et surtout pour moi la question où à Tours ?

Je savais qu'il n'y avait qu'une piste : celle de la base aérienne au nord de Tours...

Brutalement un passager s'exclame :

« *Je vois Tours !* ».

Suivi d'un autre :

« *Je vois les lumières de la piste !* ».

Un frisson qui semble être de plaisir parcourt l'échine de tous ces gens toujours massés à l'avant de l'avion.

Ce frisson est brutalement interrompu par un autre s'écriant :

« *Je vois les lumières des pompiers !* ».

Ce fut un atterrissage un peu dur au milieu des camions de pompiers roulant de chaque côté de la piste avec les canons de mousse carbonique pointés sur nous…

Des secousses, les roues qui rebondissent sur le sol, un fort ralentissement, l'arrêt de l'avion, le silence, puis un long applaudissement…

Puis le commandant prit la peine de nous dire depuis son poste :

« *Je suis content de ce que l'on a fait ensemble. C'était pas mal. Je vous remercie car sans vous cela aurait été compliqué !* »

C'est nous qui vous remercions mon commandant !

Déjà 5 vies mangées…

Allez donc savoir pourquoi, ce soir-là, personne ne voulut attendre un avion de substitution afin de rallier Poitiers…

Un autocar fut recherché par la compagnie.

Il nous ramena bien tard dans la nuit jusqu'à l'aérodrome de départ.

Ma voiture semblait impatiente de rentrer à Saint Hilaire, le long du canal du Mignon…

Mais j'avais encore 104 kilomètres à faire.

Ma chérie m'y attendait en écoutant la radio et en se faisant un sang d'encre dans cette maison sans téléphone au fond du marais…

Quand vers pratiquement 3 heures du matin elle entendit le ronflement d'un moteur de voiture le long du canal.

Elle a d'abord été prise d'angoisse, puis put enfin pousser un énorme ouf de soulagement, elle qui m'attendait depuis plus de 5 heures sans connaitre les raisons d'un tel retard.

Et maintenant 6 avec la réanimation !

Oui, si j'ajoute la réanimation, j'en suis à 6 vies déjà mangées...

Ne soyons pas trop gourmands, gardons-en encore au moins une si vous le voulez bien !

D'autant que malgré l'entrainement, malgré les soins, aujourd'hui encore j'ai de nombreuses séquelles de cette expérience.

Je l'ai dit, en 2025 ce sont mes noces de porcelaine avec cette nouvelle vie.

Nouvelle car les conditions dans lesquelles je vis ont changé, mais j'en ai accepté maintenant l'essentiel...

Quand mon compteur s'est enrayé, sans m'en rendre compte immédiatement, j'ai abandonné, je l'ai dit, mon état de rescapé. Se considérer comme un rescapé, comme un miraculé, cela pose mille problèmes, dont le premier est de ne pas être compris.

Par conséquent, pour tenter de se faire comprendre on en rajoute sans cesse et en fin de comptes on ne parvient qu'à s'isoler un peu plus... Et je crois qu'en plus on arrive ainsi à se rendre extrêmement désagréable...

Être miraculé et incompris, fais très vite le lit de la peine, puis de l'angoisse pour tendre vers la dépression.

Mon compteur abandonné, j'ai commencé à parler de cette mésaventure un peu plus qu'avant.

Cela eut un effet bénéfique : les moments les plus noirs de cette expérience ne revenaient plus sans cesse à mon esprit. Je peux plus aisément les partager maintenant.

La remontée au soleil

Cette période commença par le retour à la clinique.

Ce fut l'occasion également de nouvelles opérations chirurgicales, 4 supplémentaires à ce jour. En tout plus de 40 heures d'anesthésie, et un magot de 128 cm de cicatrices sur le ventre, avec des muscles abdominaux qui ne se sont jamais totalement ressoudés et qui tiennent avec des toiles rivetées…

Ce que j'appelle la remontée vers le soleil me fit passer par plusieurs étapes bien différentes les unes des autres.

Le retour à la clinique

Ce fut d'abord à la sortie du CHU un bon séjour à la clinique de Mareuil.

J'y retrouvais mon infirmière préférée, Michèle qui s'occupa si bien de moi.

Chacun de ses passages était l'occasion d'un encouragement gentil, d'une blague et d'un sourire pour remonter le moral, d'un petit mot sur Gabriel dont la photo du CHU était revenue avec moi et me faisait face, affichée au mur de ma chambre…

Elle me permit de dédramatiser le fait d'avoir une poche, me montrant chaque jour que l'on pouvait bien vivre comme cela et avoir une activité normale.

Parmi les aides-soignantes, l'un d'elle venait à chacun de ses jours de travail, me dire un petit bonjour au moment où elle arrivait.

C'était elle à qui l'on avait confié la mission, lors de mon départ au CHU, de mettre dans un sac l'ensemble de mes affaires pour les rendre à ma famille plus tard…

Trop bien ma petite dame dont j'ai perdu le nom, mais qui, je me souviens, avait été plus que contente le jour de mon retour, et sûrement aussi un peu lorsque Marielle lui avait amené une belle composition de pralines belges…

Le pousse mousse

Très vite après mon retour à Mareuil, Alexandra ma fille entra dans ma chambre avec sa maman qui venait me rendre visite !

Quelle agréable surprise !

Quel plaisir !

Alex avant de me faire la bise s'approcha de mon lit et entrouvrant son manteau fit apparaître la petite frimousse de Gabriel, silencieux comme s'il était le complice d'une blague que l'on faisait à son papy !

Quel bonheur !

Le bonheur absolu… à un tel point que je dus faire un effort extrêmement violent pour ne pas pleurer.

Mon infirmière Michèle choisit ce moment pour venir faire un contrôle et en entrant elle dit cette phrase qui m'est restée en tête :

« *Ça sent le pousse mousse ici !* »

Gabriel ici, c'était un Dieu qui était là, lui qui m'avait non seulement accompagné mais qui connaissait tout de mon aventure en réanimation.

Quand l'été suivant j'irai le voir chez ses parents, de divinité il redevint un petit bébé comme les autres, ou du moins mon Petit Loup tout simplement…

Il lui aura suffi pour cela de me faire pipi sur les genoux…

Les visites

Marielle venait chaque jour dans l'après-midi.

Elle m'apportait des nouvelles des enfants et de la famille.

Elle m'apportait des informations sur le quartier, sur le mauvais temps d'hiver qu'il faisait.

Elle me racontait ce qu'elle avait pu faire entre deux venues, ce qu'elle avait vu avec Danielle son amie. .

On faisait des projets.

On parlait de l'avenir !

Elle me faisait parler et je me rendais compte combien c'était difficile.

Je mélangeais les mots, les verbes remplaçaient les noms, je ne retrouvais pas ce que je voulais dire, je ne trouvais plus certains mots, j'étais perdu au milieu de plein de souvenirs en désordre...

Ceci fut encore vrai après que je sois sorti de clinique.

Le retour à la maison

De retour dans notre pavillon de Meaux, je savais que tout irait bien et que très vite tout serait oublié, auprès de ma chérie, dans mon antre...

Et quand je dis antre, c'est pour ne pas employer un mot bien péjoratif...

Au milieu d'un fatras de notes et documents généalogiques, dans mon amoncellement de livres et notes sur l'histoire et particulièrement les guerres de Vendée, près de mon jardin, près de mon compagnon merle favori venant chaque matin avec moi chercher le journal dans la boite aux lettres avant de d'envoler avec un cri d'au revoir... oui ici tout irait vite !

Enfin je le croyais.

Le premier courrier que Marielle lut pour moi était relatif à ma transfusion sanguine.

Oui compte tenu de cette transfusion réalisée, j'étais à partir de maintenant interdit de don du sang...

Le moins que l'on puisse dire était que cela ne rassure pas du tout de savoir que l'on vous a mis du sang qu'il ne faut pas que vous puissiez transmettre à d'autres !

Le tout sans autre forme d'explication. Heureusement notre spécialiste en virologie, Christophe nous expliqua pourquoi... Et l'explication ne rassure pas...

Tout est fonction du délais nécessaire aux analyses entre le moment de la prise et le moment de l'utilisation... Et certains délais dépassent ce laps de temps. On n'a donc pas les résultats de tout quand vous êtes transfusé !

Et c'est encore moins rassurant quand on n'est pas encore rétabli !

Constatant mes difficultés d'expression orale, mon médecin généraliste décida aussitôt que je devais aller voir une orthophoniste pour m'aider à retrouver une meilleure parole et une aide à la lecture.

L'orthophoniste

Dans la salle d'attente de cette dernière, étaient arrivées avant moi une dame et sa fillette d'environ 8 ans...

Je m'étais installé en face, et bien entendu je n'avais pas amené avec moi un bouquin ni même pris une revue sur la table, n'arrivant pas encore à lire comme il fallait.

Cette jolie gamine resta un long moment à me regarder et se penchant vers sa mère, elle posa alors tout doucement mais suffisamment fort pour que j'entende la question :

« Dis maman, il sait pas lire le monsieur ? »

Le tout fut articulé bien tristement, comme si le constat qu'elle avait fait lui avait suggéré cette interrogation et en même temps bien du chagrin.

Là je me suis dit qu'il ne pouvait pas être question de rendre triste les enfants !

Non il fallait se battre, et se battre comme un lion.

L'apprentissage

Mais dans cette bagarre, il avait fallu commencer par des choses bien terre à terre.

D'abord apprendre à mâcher.

Je n'arrivais plus à mastiquer comme il fallait et une salade d'endive était un enfer à avaler... J'avais fait la première expérience à la clinique...

Donc j'ai réappris à manger.

Puis il a fallu que je m'entraine à lire des choses simples comme le journal du jour, pour apprendre à conserver en tête le début de la phrase, sinon au point final je ne savais plus ce que j'avais lu...

Plusieurs semaines furent nécessaires, d'autant que certains mots simples m'étaient devenus inconnus.

Et surtout je confondais les verbes et les noms communs... Alors une phrase avec « je vole » devenait incompréhensible puisque devenue « je voler » par exemple ...

J'ai donc réappris à lire, tout en réapprenant mes mots. On verra plus tard comment.

A la clinique, dès que j'ai eu l'autorisation de me lever, j'ai eu une séance de kiné chaque jour.

Soutenu par ce gaillard, je suis allé d'abord au milieu du couloir.

Puis au bout de quelques temps j'ai atteint le fond du couloir.

Un jour il me fit descendre un étage par l'escalier de secours et remonter par l'ascenseur. Après plusieurs jours avec descentes, il y eut la remontée des marches.

Diable, que c'était difficile.

Puis il y a eu les descentes et montées d'escalier sans être soutenu par le kiné.

Déjà ces exercices me montraient que mon état allait s'améliorant.

J'ai alors pu finir de réapprendre à marcher sans aide.

Quand je dis « réapprendre à marcher », il s'agit en fait de marcher normalement sans me tenir les épaules en arrière comme j'avais tendance à le faire, à faire les pas avec aisance, à ne pas buter sur la moindre poussière posée sur le sol !!!

Cette posture signifiait-elle un recul devant les choses, devant les obstacles à surmonter ?

Avec Marielle, on essaya chaque jour de convalescence de faire un tour en augmentant la distance parcourue par rapport à la veille…

Le plus drôle tous comptes faits est de se rappeler que j'aimais bien m'arrêter regarder les jardins devant lesquels nous passions, les mêmes chaque jour !

Et tous les jours, les mêmes petits murets me permettaient de m'asseoir un moment.

A chacune de mes contemplations, ces jardins et massifs m'apparaissaient plus jolis que la veille.

Au fil du temps passant mon état était meilleur tout simplement.

L'acceptation

L'obstacle le plus difficile fut la double acceptation :

La remontée au soleil

– accepter que ce ne serai plus jamais comme avant et que je ne serai plus comme avant.

– accepter ce qui me tourmentait l'esprit depuis mon retour : le fait que jamais durant tout cela je n'avais pensé un instant ni à ma chérie ni à mes amours d'enfants.

Non, seul Gabriel était dans toutes mes pensées.

Et là on eut beau me dire que c'était normal, que c'était le plus grand évènement positif de ma vie avant mon problème, non rien n'y faisait.

Rien et le temps passant ce fut un lourd fardeau à trainer.

Je ne me sortais pas de cette idée et de cette question jusqu'à plonger dans une sournoise dépression.

La psychomotricienne

Décision fut prise de me faire aider, et c'est ainsi que je me retrouvais dans le cabinet de Nicole Woerth, psychomotricienne de Meaux.

Quel parcours avec elle !

Que de pistes explorées !

Que de pages tournées pour ne conserver que l'essentiel !

Que de moments inoubliables !

Une approche étonnante de sa part nous fit explorer ensemble l'histoire de la famille, les relations entre nous tous, entre les diverses générations, les choses de la vie, le fait que l'on passait plus de temps à gérer les urgences des autres avant de gérer les importances pour soi.

Ah quel cadeau elle m'a fait là, que de me faire découvrir cela.

Oui je n'avais jamais pris conscience de cela.

Mais par là-même elle me donna tous les ingrédients pour ne pas être compris ensuite par tout le monde.

La sélection de l'important

Dans ma vie personnelle et dans ma vie professionnelle j'allais tout de suite appliquer la chose et donc ne plus m'occuper un seul instant - oui pas un instant ! - de ce qui est ni important ni urgent pour moi.

Au bureau, à mon retour cela représentera plusieurs cartons de notes aussi indispensables les unes que les autres que je ne lirais pas un seul instant et que l'on détruira au déchiqueteur de documents sans qu'un jour quelqu'un vienne me parler de sa note si urgente et si importante…

Pauvre Annick, ma très efficace assistante qui vit revenir un patron changé dans toutes ses habitudes, donnant des consignes fort bizarres de jeter une masse considérable de documents importants parvenus…

Toutes ces notes parapluies, toutes ces notes qui semblent donner de l'importance à l'émetteur en fonction du nombre de destinataires qu'il est capable de définir… toutes ont été jetées et bien entendu n'ont jamais fait défaut un seul instant, une seule fois !

Ce qui est urgent est à faire traiter par les collaborateurs, ce qui est important c'est à moi de travailler dessus, le reste doit aller au pilon, que ce soit notes papier ou notes électroniques…

Le téléphone reflet de l'urgence de l'autre qui vient s'immiscer sans y être invité dans le traitement de l'important pour moi est également un outil du diable qui devrait être proscrit…

Je n'en veux pour preuve que les téléphones portables utilisés uniquement pour des fadaises et des choses sans importance sauf pour celui qui appelle et qui croit gagner ainsi des points dans le classement des hommes importants de la planète : rappeler à chérie qu'il faut acheter du pain, dire à chéri que le train arrive en gare, etc...

Non je ne suis pas prêt à me faire polluer la vie avec un téléphone portable.

Si j'ai un smartphone (d'occasion d'ailleurs) ce n'est pas pour que je le pose à droite de mon assiette à table et que je fasse ainsi comprendre aux hôtes pendant le déjeuner qu'il est plus important qu'eux !

Et quand j'ai repris mon travail, le portable étant un élément de la fonction, parait-il, j'étais l'un de ceux qui était toujours joignable....

Mais uniquement sur messagerie, car mon portable était rarement ouvert... et je répondais ainsi selon mon créneau horaire, selon mon rythme et encore seulement si le message valait la peine d'obtenir une réponse !!

Cela m'avait fait me souvenir d'une remarque du grand patron d'IBM, le big boss américain, qui un jour avait été énervé de la manière d'être de mon patron. En 2 heures il était capable, non seulement de faire sonner et non vibrer son appareil, mais en plus il répondait toujours et donc sortait de la réunion.

Le tout sans se soucier de l'impolitesse que cela représentait en plus pour ses hôtes et ses collaborateurs.

Alors, le patron de cette multinationale aux responsabilités tous comptes faits bien supérieures à celle d'un petit assureur de région française, prononça 2 phrases.

« Dans une organisation bien faite, qu'est-ce qui mérite que l'on me dérange par téléphone partout où je me déplace : uniquement pour m'informer d'un krach boursier, pour le reste j'ai une équipe de direction et une équipe de cadres sur qui je peux compter ! Et si c'est une alerte familiale j'ai un téléphone particulier qui ne sonnera qu'en cas de danger ou malheur avéré ».

Merci à vous.

Et la seconde fut terrible. Quand mon patron revint en séance, le big boss indiqua seulement dans un bref aparté dans son propos :

« *On ne vous résume pas ce que nous avons dit car cela nous ferait perdre du temps, vous verrez avec vos collaborateurs !* ».

Vulgairement, on appelle cela « une grande claque dans la gueule » !

En attendant cet homme m'aida aussi dans ma reconstruction.

J'ai réappris ce qui était important et ce qui ne l'était pas !

Dans les entreprises on est vite noyé par la paperasse en notes générées par d'obscurs quidams qui alimentent, engorgent les circuits, ralentissent les décisions, et ce simplement pour être à l'origine d'une note que seul lui trouve urgente et importante.

La psycho généalogie

La psychomotricienne me permit de découvrir le mode de fonctionnement de la famille, de ma famille paternelle en l'occurrence.

A chaque génération, il y a une relation extrêmement forte entre les petits-enfants et les grands-parents, quelques fois plus forte que celle de parents à enfants…

A partir de là, le fait que Gabriel ait été aussi présent ne faisait qu'entrer dans cette façon de vivre et cette façon d'être.

Et puis on discuta de mes opérations.

Mon ventre ouvert…

Mais papa, lui aussi a été accidenté et a eu le ventre ouvert par une ruade de cheval, et vécu lui aussi longtemps dans ce monde incertain où la vie hésite avant de reprendre vraiment son cours.

La remontée au soleil

Et puis son père, mon grand-père Ernest, avait eu également la poitrine défoncée par un coup de pied de vache qui lui avait déplacé le cœur...

Plus loin encore étaient mes ancêtres assassinés durant les guerres de Vendée, sûrement le ventre ouvert par les soldats de la république pourchassant les rebelles, y compris les femmes, les vieillards et les enfants !

Deux jeunes adolescents rescapés des tueries d'Étusson sont mes aïeux de par leur mariage.

La psycho généalogie fut l'instrument de la spécialiste pour me faire admettre que la page devait être tournée. Bien plus encore le jour où à la dernière séance, elle me dit :

«*Vous pouvez ainsi tourner la page.* »

« *Ne reportez pas sur vos enfants et petits-enfants cette histoire de ventre ouvert.* »

« *Oui fermez le livre pour qu'ils ne soient pas eux aussi les prochains maillons de cette chaine dramatique...* »

Je venais d'apprendre que ce fardeau familial venait d'être posé le long d'un chemin tortueux et caillouteux. Je pouvais poursuivre sereinement et mes enfants aussi.

L'organisation de la mémoire

Elle me fit également travailler des techniques qui me seront d'une grande utilité dans la récupération.

Trois exercices resteront pour toujours gravés dans mon esprit et pour l'un d'entre eux toujours d'actualité car souvent appliqué dans ma vie de tous les jours.

Les deux premiers sont des exercices que Marielle aura pour mission de me faire faire tous les jours pendant de longues semaines.

Le premier exercice, je vous le conseille.

Il est facile à préparer, ne demande pas un investissement important, mais est plus compliquer à faire qu'il n'y parait.

Il vous faut un aide qui va écrire des mots, une feuille de papier (une suffit) et des crayons de couleurs (rouge, vert, bleu).

Il faut que l'on vous prépare une suite de mots sur une quarantaine de lignes, uniquement séparés entre eux par un espace. Les mots sont simples et aléatoires.

Il faut trouver les mots « *rouge* », « *vert* », « *bleu* » en continu, sans suite logique répétée en contigu ou non et uniquement ces trois mots là.

Mais surtout chacun doit être écrit avec une couleur différente de ce qu'il représente. Ainsi on trouvera le mot « *vert* » écrit en rouge puis bleu mais aussi vert, le mot « *bleu* » écrit en vert et ainsi de suite…

Quand la page est prête, à vous de lire le plus vite possible les mots écrits et non pas la couleur de ce que vous lisez.

Alors quel score faites-vous ?

Combien de lignes lues sans erreur ?

Ainsi j'avais appris à retrouver une gymnastique intellectuelle me permettant une première manière de rechercher les mots dans ma mémoire.

Le second exercice me fut demandé très vite.

Il faut pour cela un jeu de 120 cartes, 120 photos. Ce jeu me fut fourni par ma psy. Ces photos représentent 120 objets de la vie courante.

Une personne doit vous accompagner en brassant les cartes de manière à ce qu'elles ne soient pas dans le même ordre d'une fois sur l'autre.

Elle aura pour mission de vous poser dans un premier temps la question « *à quoi ça sert ?* ». Dans une seconde étape de votre récupération de la mémoire, elle vous demandera toujours l'utilité et vous demandera aussi la couleur. L'étape suivante vous devrez vous souvenir du nom de la ou des matières composant l'objet. Enfin dans la dernière phase au bout de quelques semaines elle vous dira « *comment ça s'appelle ?*».

Et chaque jour après chaque photo, elle validera votre réponse ou alors vous donnera la réponse que vous n'aurez pas trouvée.

Ainsi une photo me posa un gros problème. Impossible de me rappeler du nom de l'ustensile.

J'ai mis plusieurs mois avant de pouvoir donner un nom à cet instrument en plastique blanc que l'on trouve dans les cuisines et sur lequel on pose les assiettes pour qu'elles sèchent...

Je savais tout, sauf son nom.

Je pouvais dire la couleur, à quoi cela servait, où on le trouvait mais pas commet il s'appelait.

Un égouttoir à vaisselle !

J'avais réappris l'association entre les choses et leur nom... J'avais peaufiné mon classement et mes « algorithmes » de recherche.

Le troisième exercice me sert toujours. Ayant perdu la mémoire, il a fallu que j'apprenne à chercher autrement dans mes souvenirs et à classer les choses, non seulement quant à leur utilité, mais aussi en trois grandes familles :

- la première famille est composée des mots que je vais retrouver tout de suite.
- les choses que je sais et que je ne vais retrouver que plus tard composent la seconde typologie
- la dernière représente les choses pour lesquelles je peux dire immédiatement je ne sais pas, je ne m'en souviens pas.

Ces dernières sont nettement plus nombreuses qu'avant mon coma, mais il faut admettre qu'avant cela j'avais une mémoire d'éléphant...

On me dit souvent que même si j'ai perdu la mémoire il m'en reste encore beaucoup !

Par contre j'ai conservé en tête des choses pour le moins éloignées de mes besoins normaux.

J'en veux pour preuve le fait par exemple où je peux situer dans le monde les péninsules Courbet, Galliéni, Joffre ou encore l'Ile Foch… tout ceci ne m'ayant jamais été utile depuis 2005, car on parle rarement des Iles Kerguelen…

Et ce ne sont pas les seules choses qui peuvent rester ancrées dans une mémoire quand même sacrément malmenée : j'en veux pour preuve le plus curieux et sûrement le moins utile dans une conversation de salon est sans conteste le fait que je puisse toujours connaître le prénom de la femme de Du Guesclin… Tiphaine, Tiphaine Raguenel !

Par contre je ne me souviens plus des noms de mes copains de classe d'école primaire ou du lycée, ni de celui de nos voisins de Meaux.

La seconde famille est la plus bizarre quant au fonctionnement qu'elle engendre.

Je vais effectivement me souvenir de ce que je cherche, mais cela peut se produire plusieurs jours plus tard, un peu comme si mon « ordinateur central » avait lancé une longue recherche séquentielle avant de parvenir essoufflé au bout de cette cueillette.

Et au détour d'une conversation n'ayant aucun rapport avec le sujet laissé en attente, le mot reviendra.

C'est souvent l'occasion de le dire immédiatement en ajoutant aussitôt qu'il s'agit bien là du mot tant recherché depuis quelques temps… au grand étonnement quelques fois des personnes présentes

J'ai donc retrouvé une partie de la mémoire.

La maitrise de la parole

Ce classement a demandé beaucoup de travail et surtout a permis d'obtenir ainsi la technique pour pouvoir donner l'impression de parler sans chercher les mots et par conséquent dans mon travail parler en public sans souci majeur.

Que de fois il a fallu faire des essais infructueux !

Et puis doucement d'abord pour des petites phrases, puis pour des plus longues puis enfin pour des discours, la technique fut rodée et enfin opérationnelle. Il fallait d'abord que je parle plus lentement, plus posément.

À moi, à chaque fois, de préparer dans un coin de ma tête, toujours au même endroit, la phrase suivante avec les mots qui vont bien, pendant que je prononce la phrase préparée préalablement, et ainsi de suite !

Pour accélérer la mise en œuvre de cette manière de préparer les phrases, j'ai utilisé très souvent les jeux de mots et les calembours...

Le calembour nécessite une gestion des synonymes ou des mots phonétiquement proches.

Il faut donc avoir un classement correct en mémoire, auquel on accède rapidement pour préparer en une fraction de seconde une phrase de bon aloi...

Ce fut une méthode de récupération et d'entrainement fort utile et qui m'a permis d'accélérer mon retour professionnel.

A cette façon d'être j'y ai associé naturellement l'humour qu'il faut largement développer en soi, pour se moquer des autres mais surtout de soi.

Comme l'a écrit Charlie Chaplin :

« *L'humour renforce notre instinct de survie et sauvegarde notre santé d'esprit...* »

En plus, je me souviens de cette époque où une citation de Philippe Bouvard me faisait bien rire :

« *La réanimation permet de retirer momentanément des clients aux pompes funèbres* ».

Mais que ce fut difficile !

Que ce fut fatiguant, particulièrement ma reprise du travail et mes premiers vrais exercices, ceux en grandeur nature !

Je me souviens encore d'un exposé et d'une séance de questions réponses avec un auditoire d'une large dizaine de personnes, à Lyon, à Groupama Rhône Alpes Auvergne…

Un supplice, mais un grand plaisir aussi surtout quand Philippe, mon hôte, vint me dire qu'on ne se rendait compte de rien….

J'avais retrouvé mes capacités à parler en public et surtout je venais de constater que je pouvais mener un exposé sans aucune appréhension.

Par contre cela présentera (et le présente toujours) un handicap sérieux pour moi.

Car quand une phrase est préparée, je ne sais toujours pas la « stocker » sans la perdre.

Et donc j'interviens, un peu brutalement sûrement pour mes interlocuteurs, mais je l'assure sans malice particulière et sûrement sans impolitesse quand je coupe la parole.

Et puis, si par contre je suis interrompu, même une fraction de seconde, la phrase suivante si bien préparée aura disparue… Et combien de fois ai-je du dire que je ne savais plus ce que je voulais dire.

Le premier contact avec la famille

Dès que je pus me déplacer sans problème en voiture, en août, j'ai été voir Petit Loup et ses parents.

J'ai aussi profité de l'invitation de ma sœur Claudette pour l'anniversaire de ses 50 ans. Ce fut le moment de retrouvailles avec mes parents.

Jamais mon père ne m'a étreint sur son cœur comme ce jour-là.

Que d'émotions....

Que de questions de leur part, sur ce que je sentais, sur le fait d'avoir des douleurs, etc...

Pardon ma sœur si ce jour-là j'ai un peu gâché ta fête en étant non seulement au centre de la table entre nos parents, mais aussi au centre des discussions...

Je venais d'apprendre à répondre sans m'engager, sans donner des détails que l'on ne pourrait pas comprendre...

Je venais de répondre aux questions sans répondre !

Pendant ma convalescence, les amis et la famille ne manquèrent pas de venir m'encourager, en demandant des nouvelles en proposant de changer d'air, en me mettant en garde contre une reprise du travail trop rapide.

Mais chose curieuse, et ce fut une découverte pour moi, nombreux sont ceux qui à un moment donné m'ont questionné sur leur question fondamentale :

« Est-ce que j'avais rencontré Dieu, est-ce que je l'avais approché, est-ce qu'il m'avait fait un signe... ».

Je les ai certainement déçus en leur répondant par la négative ou en répondant que si j'y avais cru avant, le fait d'avoir été aussi seul avec mon petit loup me faisait ne plus y croire maintenant...

Oui une énorme solitude qui, je dois le dire, m'effraie encore maintenant...

Le retour au bureau

Je voulais rependre mon job. Je voulais reprendre vite, et je me fixais l'objectif de début juin…

J'avais réappris à me donner des challenges, des objectifs ambitieux.

Le premier jour, il y eut la visite médicale pour statuer sur ma capacité à reprendre.

La jeune médecin du travail fut intéressée par mon cas, bigrement même !

Elle avait fait un passage aux urgences du 93 avant de se tourner vers un poste plus calme de fonctionnaire à la Mutualité Sociale Agricole.

Et mon cas était pour elle un cas d'école.

La séance de reprise dura 2 heures tant elle avait des questions à poser, tant sur les symptômes que sur les ressentis, sur les étapes de reconstruction, etc…

Les personnes qui reviennent ainsi d'ailleurs ne sont pas si fréquentes et elle avait des tonnes de questions à me poser.

Tout comme ce fut pour elle et l'infirmière un cas encore jamais rencontré.

En effet quand j'ai demandé un lieu de soin avec changement de poche, donc avec un déchet à traiter comme un déchet organique et médical… rien n'existait, l'une comme l'autre n'ayant jamais eu à traiter cela.

Non, et elles me l'ont dit bien naturellement : les rares cas identiques qu'elles avaient eu antérieurement, les salariés étaient restés chez eux et n'avaient pas repris le travail…

Elles trouvèrent une solution : une salle de formation condamnée car mal équipée, un bac de stockage sur place, un ramassage spécifique…

La remontée au soleil 87

Je venais de comprendre que je repartais dans le monde du tertiaire et son petit train-train, cet environnement bien mal préparé à vivre l'anormalité et la différence...

Mes premiers jours au bureau furent raccourcis à la demande du médecin.

J'ai commencé par un travail à mi-temps, puis doucement j'ai allongé les journées jusqu'à atteindre début septembre la journée entre 7 et 8 heures, une chose que je n'avais jamais connu en fait depuis que je travaillais !

Et puis sur ce temps, j'ose l'avouer maintenant, je faisais des exercices de mémoire que j'avais trouvés sur Internet.

Je venais de prendre conscience qu'il fallait se ménager.

Dans l'heure qui suivit mon retour j'étais déjà interrogé sur les dossiers du moment :

« *Dans quel budget pouvait-on intégrer une participation financière au salon international des artisans céramistes d'art ? Et quelle peut-être notre marge de manœuvre et les contreparties à exiger en terme de garanties à souscrire auprès de notre groupe ?* ».

« *Pouvait-on proposer une couverture d'assurance aux équipes cynophiles de sauvetage de catastrophes de Saint Ouen ?* ».

Je venais de réapprendre que dans le monde du travail, soit on est dans le train (et dans mon cas dans la locomotive) soit on reste à jamais sur le quai.

Et mon patron, le lévrier afghan dont j'ai déjà parlé, m'interrogea de suite, me demanda un avis et me chargea de toute une série de questions...

« *Qui irait avec le président à l'assemblée générale des Aînés Ruraux ?* »...

Surement pas moi. J'avais trop peur d'un choc dans les transports en commun. D'ailleurs je fis en sorte de ne plus jamais les prendre.

« *Qui préparerait son discours ?* ».

J'avais l'habitude de le faire et donc je voulais bien assumer, d'autant qu'avec le président nous nous connaissions depuis un long moment, j'avais 15 ans avant animé l'assemblée générale de sa caisse locale d'assurances mutuelles agricoles.

Je connaissais ses tournures favorites, je connaissais son rythme de paroles, des atouts importants pour rédiger un projet.

« *Qui irait présenter à Lyon le dossier OGAC ?* ».

Je voulais bien si cela se faisait un jeudi en seconde partie d'après-midi et si je pouvais rester le vendredi sur place à me reposer et à voir mes enfants, et ce le mois suivant.

« *Et quid du dossier FNFR ou du dossier Autopresto…* ».

Mes adjoints savent. Ils peuvent s'en charger…

Stop !

Je venais de reprendre contact avec la frénésie des organisations à générer des questions parmi lesquelles les trans-directions sont toujours complexes à traiter.

Et puis je venais de constater une nouvelle fois la capacité de l'entreprise à générer et se vautrer dans des sigles barbares… FNACR, FNFR, FNSMR, ETARF, MFR, etc…

D'ailleurs ils étaient nombreux à être sortis de ma tête et je dus demander à Annick mon assistante quelle en était la traduction…

La trahison

Oui, il y eut aussi cette trahison.

Quand je suis revenu au bureau, j'ai eu l'énorme surprise de constater que dans un de mes services, le personnel avait eu de la

La remontée au soleil 89

part de leur chef direct, l'un de mes adjoints, un message fort sympathique, mais tellement sidérant :

« *Daniel Guillon est décédé… Je le remplace au management de l'ensemble des équipes…* »

Non Michel G., je n'étais pas mort, et pour cette horreur qui ne vous a jamais empêché de dormir, je vous banni du monde des hommes de bonne volonté où vous n'avez pas votre place.

Je ne sais si on peut trouver un lien avec votre attitude à ce moment-là, mais vous faites partie de ceux qui ne finiront pas normalement leur vie professionnelle.

Vous avez été mis en disponibilité quelques temps après mon départ en retraite, pour je ne sais quelle raison, sûrement pas pour une overdose de travail…

J'aurais même tendance à dire pour en faire encore moins !

Vos collaborateurs directs ont eu une grande surprise d'apprendre ensuite par Annick que tout cela n'était qu'une manipulation et grand fut leur étonnement le jour de mon retour auquel ils ne croyaient pas…

Je pris le soin de les convier à un moment d'échange.

Leur chef direct n'eut pas envie de se joindre à nous malgré mon invitation, restant à cultiver sa déconvenue.

Je venais de retrouver mes amours, le bonheur, le plaisir, le soleil, mon travail et ce qui va malheureusement avec, le monde des hommes et ses vilenies…

Je suis mort et la vie est toujours belle…

Les aides déterminantes

La présence auprès d'un comateux

Marielle fut là près de moi quand mon corps et mon esprit étaient ailleurs.

Elle fut toujours là ensuite, aussi présente, aussi pleine de sollicitude et d'amour.

Pendant la phase critique, sa présence, ses caresses sur mon bras, ses paroles pendant que j'étais en réanimation, furent en fait les fils me retenant fortement, j'en suis persuadé.

Ah qu'il a été doux d'avoir ce fil à la patte !

Toucher, parler à quelqu'un se battant pour survivre me semblent des aides à prodiguer sans relâche.

Je suis intimement persuadé qu'il faut parler.

Ce n'est pas ce que vous dites, mais le son de la voix qui est reconnu.

Aussi vous pourriez lire le bottin que cela irait tout aussi bien. Parlez, oui, parlez.

Pour ma part, longtemps après j'ai pu analyser ces moments et les mettre en perspective de ce que j'avais ressenti.

Et j'en retire que beaucoup de ces moments passés au bord du gouffre ont un rapport avec mon enfance : les fruits rouges, le lait, les roses, le feu, etc...

Alors faut-il peut-être, quand c'est possible, dire un monologue reprenant des anecdotes de l'enfance plutôt que le bottin, ou le chaix sauf pour un agent de la SNCF !!

Pour moi, cela fait partie des aides déterminantes.

La parole encouragée

Elle fut là pour m'apporter une aide précieuse durant ma convalescence quand elle accepta de lutter contre le penchant bien naturel de finir les phrases de celui qui ne retrouve pas ses mots.

Oui elle m'aida en me laissant chercher jusque ce soit moi qui lui demande la clé de mon problème.

Cette façon d'être et de faire, n'est pas naturelle je le sais, et elle fit les efforts nécessaires à la réussite de notre sauvetage...

Voici une autre aide essentielle quand il s'agir de retrouver la mémoire.

Laissez faire, ne faites pas à la place !

L'aide pour les proches

Les enfants furent très présents auprès de leur maman. Je ne le savais pas bien entendu sur le moment.

Avec le recul, j'ai le sentiment qu'ils apportèrent à leur maman une aide essentielle.

Dans les moments de désespoir et de doute comme elle a pu en vivre, être secondée par des personnes positives et tournées vers l'avenir lui a permis de tenir le choc, d'être courageuse et de venir sans faille m'aider à revenir.

Il faut prendre toutes les dispositions possibles afin que les personnes les plus proches aient elles aussi une épaule solide et une oreille attentive.

Les aides déterminantes

Par contre il faut veiller à ne pas encombrer le parcours du proche par de trop nombreux interlocuteurs et surtout il y a lieu de s'organiser pour ne pas « bouffer » le peu de temps disponible pour la récupération...

Le malade rassuré

Michèle mon infirmière, cette gentille rouquine frisée, est venue plusieurs fois par jour.

À chaque visite elle a fait tout son possible pour me remettre debout et m'aider dans ma nouvelle situation.

Outre ses soins d'une douceur continue, son sourire permanent, et sa présence réconfortante, elle sut tout simplement me rassurer sur mon handicap double d'avoir des séquelles irréversibles et celui de porter une poche.

C'est en effet très difficile d'accepter un handicap, quel qu'il soit.

Là en l'occurrence, ma tête fourmillait de questions et plus encore d'obstacles que je voyais devant moi :

« *Vais-je pouvoir retravailler comme avant ?* »

« *Vais-je retrouver la mémoire et pouvoir faire face aux besoins de mon job ?* »

« *M'acceptera-t-on à mon travail avec une poche ?* »

« *Comment se vêtir avec une poche sur le ventre ?* »

« *Est-ce que cela peut incommoder les collègues de travail soit par l'odeur, soit par les bruits ?* »

« *Comment les prévenir que la poche laissera éventuellement passer le bruit des gaz, ce qui est incongru dans une réunion ?* »

« *Est-ce que cette poche peut fuir ?* »

« *Comment aller travailler avec cela en ayant la possibilité de se changer en cours de journée ?* »

« Est-ce que cela me gênera pour conduire et attacher ma ceinture ? »

- ...

Que de doutes !

Que de questions !

A tout cela, des réponses précises sont indispensables. Elles sont une aide précieuse pour parvenir à l'acceptation.

Michèle chaque jour reprendra chacun des items sous une forme ou une autre pour y apporter des réponses positives.

Les mêmes réponses de ma chérie conforteront la situation.

Si mon handicap était en fait bien léger par rapport à tant de plus grandes douleurs vécues par d'autres, il était psychologiquement bloquant.

Dans l'entourage d'un handicapé, il faut me semble-t-il être toujours prêt à aider, à rassurer, à accompagner pour que l'acceptation du handicap se fasse.

Il ne faut pas laisser une question sans réponse.

Il faut combattre fermement l'idée que les personnes proches se font de la chose : elle ne doive pas pouvoir dire qu'elles ne veulent pas se transformer en infirmière comme je l'ai entendu de quelqu'un dans la famille. Elle doivent dire qu'elles sont toujours là, pour les bonnes et les moins bonnes choses !

On doit les encourager à être positives et non égoïstes.

Ce n'est pas gai, ce n'est pas drôle, ce n'est pas toujours ragoutant, mais c'est vital pour celui qui se reconstruit.

L'entourage doit assumer autant que le malade le handicap provisoire ou non.

L'aide d'un spécialiste

Nicole Woerth ma psychomotricienne fut d'une aide extraordinaire.

Les aides déterminantes

Elle sut m'écouter, elle sut me guider, elle sut trouver les techniques qui allaient me faire évoluer vite.

Elle eut cette capacité à très vite décrypter les problèmes auxquels je venais d'être confronté.

Ce que nous avons construit ensemble est fort et durable.

L'aide essentielle pour ma reconstruction, tout comme cela pourrait arriver à bien des personnes en difficulté physique et morale, ce fut d'abord de pousser à la rencontre avec un psy.

Oui cette démarche est difficile au départ.

Ce fut mon cas lorsque, malgré tous mes efforts, la situation et mon entourage me poussèrent à me rendre à l'évidence : j'étais dans l'incapacité à gérer la situation.

Il faut que l'entourage insiste en présentant tous les effets bénéfiques possibles.

Et surtout il ne faut pas envisager cela sous l'angle négatif du malade sur le divan.

Ensuite après les consultations, l'entourage ne doit pas interférer dans la lente maturation.

Il faut laisser les choses se faire et prendre forme dans la tête du malade.

Que la voie empruntée pour parvenir à une amélioration vous semble saugrenue, tant pis, laissez faire.

Cela aboutira.

Ayez confiance en une aide extérieure.

Un obus ne tombe jamais dans le trou du précédent

C'est ma manière à moi de me forger une volonté pour faire face aux opérations qui vont suivre.

Ce n'est pas parce que l'une d'elle a eu des conséquences hautement compliquées que les autres interventions aboutiront à des catastrophes de la même manière.

Et après février 2005, il y en aura plusieurs encore pour moi, 6 en l'occurrence. Aucune n'a fait l'objet d'appréhension pour ce qui me concerne.

Il faut en effet travailler cet aspect du mental, un peu dans la continuité du combat initial que j'avais mené, car le pire n'est jamais certain.

La bataille tous ensemble

Vous allez peut-être trouver curieux d'intégrer dans ce chapitre la petite cliente de l'orthophoniste.

J'ai l'impression que j'étais à l'époque dans une phase de renoncement, d'acceptation de la situation comme elle était.

Je n'avais pas envie de me lancer dans une série d'efforts.

Par son œil posé sur moi, par sa réaction, par sa phrase, cette fillette provoqua un déclic.

Il fallait continuer à se battre, alors je me battrai chaque jour jusqu'à la reprise de mon travail et le retour à une vie normale.

Il me semble que dans une situation identique à la mienne, il faut effectivement rechercher le déclic qui va faire que le malade passera du statut de malade au statut de combattant pour devenir de convalescent.

Aidez-le à trouver ce levier essentiel, celui qui fera que le moral sera positif, élément essentiel de la consolidation.

Mais surtout ce n'est pas à vous de lui dire ce qu'il doit faire, c'est à lui de le trouver en tenant compte de vos commentaires et d'éventuelles suggestions.

Je ne peux donner d'axe de réflexion pour quelqu'un qui aurait une profession commerciale ou dans l'agriculture ou l'industrie.

Par contre, ce que je sais concerne une activité dans le tertiaire.

Les aides déterminantes

Et là, reprendre l'activité ne peut se faire dans de bonnes conditions sans une aide permanente.

Le tuteur professionnel

Il faut que la personne ait auprès d'elle comme une sorte de tuteur qui lui rappellera ce qu'il a oublié, qui l'aidera à prendre du recul voire à retrouver un moment de calme dans les phases difficiles.

Cette personne doit avoir un double rôle dans les semaines suivant la reprise :

- faire une protection contre les « *attaques* » extérieures, dont le filtre du téléphone car il devient facile d'entrer dans une conversation sur un dossier donné si, et seulement si, vous avez eu le temps de vous le remettre en tête avant de commencer à discuter avec l'interlocuteur.

- apporter l'aide nécessaire pour retrouver les informations, pour sélectionner celles qui sont utiles et seulement celles-là.

Vous ne fonctionnez plus à la même vitesse, vous ne pouvez donc plus réagir et absorber autant de choses qu'avant.

Il faut alors savoir décider de ce que vous devez considérer comme utile.

Cette aide vous permettra d'être entièrement disponible pour ce que l'on attend réellement de vous dans votre mission.

Alors au moment du retour dans la vie professionnelle, aidez celui qui reprend, donnez-lui un tuteur, et ne le noyez pas dès la première heure du retour.

L'équipe médicale qu'il faut écouter

Mais surtout, je ne peux m'empêcher de repenser régulièrement au personnel du service de réanimation du CHU de Meaux.

Ils sont tous présents dans mon cœur, ils sont là dans mon histoire, et même si sous un déguisement sidérant ils hantent ces souvenirs dans les mauvais moments, je n'ai pas l'idée un seul instant de me moquer d'eux.

Je ne me rappelle pas de leur visage, même s'il me semble qu'une des infirmières était petite, blonde avec des cheveux courts, et qu'un des infirmiers avait des cheveux longs, bruns.

Je ne me rappelle pas non plus des médecins ô combien essentiels dans mon affaire.

Je n'ai pas plus de souvenir du personnel qui devait graviter autour de mon lit pour apporter l'entretien nécessaire.

Je pense à eux régulièrement et à leurs métiers qui concourent à ramener la vie le plus souvent possible.

Que leur engagement, leur abnégation, leur science et leur courage soient salués.

Auprès de ces services, l'entourage des malades trouvera une écoute, mais aussi les mots qui vont faire que tout le monde va aller dans le même sens.

Il faut que les familles fassent un effort presque surhumain pour écouter les constats techniques de la situation, pas toujours engageants mais qu'il faut entendre pour accepter aussi et se battre pour le malade, pour l'aider.

Oui l'entourage doit se battre autant que le malade pour le retour à la vie.

Et puis il faut que ces familles aillent cueillir la moindre parcelle de mot positif que les médecins vont éventuellement distiller.

Et ces mots d'espoir il faut s'en faire un bain, un gargarisme chaque jour.

Je suis intimement persuadé que le malade ressent des choses et donc ressent les ondes négatives comme les positives.

Les aides déterminantes

Il ne faut lui apporter que ces dernières quand on va le voir en réanimation, il a déjà tout le reste à combattre et tout seul il n'est déjà pas certain d'y parvenir...

Il est sûrement difficile de trouver du réconfort quand on va visiter un être cher, sans vie, sans réaction, avec des tubes partout et des machines qui sonnent ou qui bipent.

Mais je sais aujourd'hui que lorsque l'on est au chevet d'une personne qui n'a pas conscience, il faut lui parler, même si cela donne l'impression de parler à un être qui n'entend pas.

Je sais que même si le malade ne comprend pas les phrases, il est bercé par la voix connue. C'est rassurant.

Inconsciemment il est retenu par ce lien même ténu, mais combien important. Je crois que l'on pourrait lire doucement le quotidien du matin et que cela suffirait !

Et de toutes manières, il faut sans cesse se dire que le pire n'est jamais certain !

Je suis mort et la vie est toujours belle…

Aujourd'hui

Les séquelles négatives

Il y a d'abord les soucis que je peux avoir avec la parole.

Par moment la mécanique grippe et il me manque un mot, ce qui me conduit à un arrêt brutal de mon propos…

Je ne sais plus ce que je disais, ni ce que je devais dire car dans ce cas, brutalement, je ne sais plus quel sujet était traité !

Si l'on ne m'aide pas, je ne peux reprendre mon propos.

Mais est-ce si grave que cela ?

Surtout si j'hésite, ne dites pas à ma place avant que je n'ai pu constater l'absence dans mon « lexique interne »…

Par contre si je vous dis que je ne m'en rappelle plus, alors allez-y, prenez la suite et parlez pour moi !

Quelques fois ma recherche dans ma mémoire s'avère plus difficile que d'habitude.

Alors si je vous dis au détour d'une phrase

« *Est-ce bien cela ?* » c'est tout simplement que je veux me faire bien comprendre mais que je ne suis pas sûr d'avoir employé le bon mot !

Merci de m'aider dans ce cas-là.

Et puis ne vous offusquez pas si mon flot de paroles est brutal.

Non je vous le rappelle, ma phrase préparée est terminée et il faut que je la prononce vite sous peine de la perdre et de ne plus participer à la conversation.

En aucun cas y voyez de l'impolitesse ou de l'impatience.

C'est peut-être pour cela que je me sens plus à l'aise à écrire plutôt qu'à parler, malgré tout ce que je peux faire pour laisser penser le contraire.

Le téléphone est un supplice quand je suis fatigué, encore aujourd'hui.

La messagerie électronique je la lis quand j'ai envie, tout comme quand je vais retirer le courrier de la boite aux lettres. Et cela ne me demande pas les mêmes efforts.

Alors écrivez-moi, je serais tout autant ravi de vous lire.

Je n'ai pas retrouvé ma mémoire et l'âge augmentant cela ne peut s'améliorer.

Quand je suis fatigué, j'ai du mal à trouver les mots, même les plus simples.

Il faut alors me laisser me régénérer...

J'ai depuis 2006 une machine pour m'aider à respirer la nuit et qui poursuit deux objectifs :

- m'aider à respirer normalement, car j'arrête de respirer régulièrement, éveillé ou non (oui, c'est vrai aussi en journée, comme si mon cerveau se souvenait que ma respiration était repartie par une action à laquelle il ne participait pas directement, quand on a relancé ma respiration en réanimation)

- supprimer les nombreuses apnées du sommeil, ou du moins minimiser les problèmes de sous-oxygénation du cerveau, cerveau qui a déjà beaucoup souffert avec les fortes fièvres et l'arrêt respiratoire.

J'ai depuis ces évènements un rythme cardiaque élevé par rapport à la moyenne et nettement plus élevé qu'avant la réanima-

Aujourd'hui

tion. Je fatigue vite, je m'essouffle, et donc je dois vivre sans efforts violents et sous médicaments.

Une aide extérieure pour les mouvements violents m'est nécessaire.

Mes enfants ont parfaitement compris et à chaque visite l'un comme l'autre proposent leurs services. L'un déplacera un gros pot de fleurs, l'autre arrachera un pied d'arbuste bien enraciné.

C'est une chose simple à laquelle l'entourage d'un convalescent se soumet volontiers. C'est quelque chose qu'il faut continuer à proposer quand la convalescence est terminée...

Et puis il y a mes nombreuses et longues cicatrices sur mon ventre totalement déformé.

L'une d'elle, pendant 10 ans, a eu du mal à cicatriser et je suis passé par des périodes de saignement qu'il faut traiter pour gagner une tranquillité de quelques mois avant que cela ne recommence.

On ne peut pas dire que ces balafres dans tous les sens soient des plus seyantes, mais il faut s'en accommoder.

J'ai du mal à me mettre en maillot de bain. J'ai peur que ce ventre fasse réagir les gens et que cela agresse leur vue.

D'ailleurs j'ai toujours demandé au kiné si cela ne poserait pas de problème avant la première séance de balnéothérapie.

L'homme en général n'aime pas le handicap.

Il suffit que nous nous soyons promenés avec Marielle dans son fauteuil roulant, pour que les nombreux promeneurs croisés sur un chemin détournent pratiquement tous la tête...

Les mêmes, croisant un valide, laisserons fuser un salut agréable et un sourire...

Alors ensemble faisons un effort d'acceptation de la différence.

De la concaténation des différences on peut faire un autre monde, un monde bien meilleur !

Mes muscles abdominaux n'ont pas réussi à se ressouder, formant des hernies qu'il a fallu opérer afin de renforcer le tout avec des croisements de toiles rivetées aux muscles et qui tiennent maintenant l'ensemble...

Acceptez mon ventre comme il est et aidez-moi à faire de même.

Je n'arrive plus à écrire comme il faut. Même en tapant sur mon clavier d'ordinateur, ce cher compagnon, je fais des inversions de lettres (bien souvent dans les mêmes mots aussi simples que « les » qui se transforment en « els » par exemple), et je ne m'en aperçois pas à la relecture... Je laisse passer des bourdes...

Et puis l'orthographe des mots est encore un exercice difficile et j'oublie quelques fois de faire fonctionner mon correcteur orthographique...

Alors soyez gentils, acceptez ces curiosités dans la structure des mots et des approximations dans les synonymes ou l'écriture...

Certaines de mes articulations n'obéissent plus aux commandes.

Il me faut redoubler d'attention par exemple quand je saisis un objet. Souvent je crois avoir saisi, mais ma main ne s'est pas totalement refermée contrairement à ce que je crois...

Elle reste bloquée, semi-ouverte et génère des accidents qui m'ont fait quelques fois perdre des objets auxquels je tenais.

Seule la main droite est concernée.

Il faut dire que depuis ma plus tendre enfance, ma main gauche de me sert à rien, même pas à prendre l'autobus !

N'y faites pas attention. Ce n'est pas grave !

Et surtout il y a tellement de plus malheureux que moi...

Et puis, ce qui me perturbe le plus, ce sont les changements intervenus dans mon comportement.

Aujourd'hui

Je ne peux pas maîtriser mon irritabilité, mes sautes d'humeur et de susceptibilité.

Et elles sont encore plus importantes dès lors que l'on « transgresse » devant moi les règles de base que l'on m'a inculquées dans mon enfance : la politesse et la morale...

Après ces évènements, il a été nécessaire que je suive un long traitement contre la dépression.

Huit années sous une bonne quantité d'antidépresseur ont accentué le phénomène de nervosité, voire d'extrême nervosité.

On le sait peu en général, mais l'antidépresseur a des conséquences qui peuvent s'avérer excessivement violentes pouvant pousser jusqu'à des mouvements extrêmes, voire des envies de tuer !

Et manifestement, après les fortes fièvres et l'absence d'oxygénation du cerveau, ajouter ce traitement a sensiblement modifié ma façon d'être.

Gentiment faites le moi remarquer, même si je ne l'accepte pas très bien sur le moment cela ne pourra que m'aider à améliorer la situation.

J'ai progressé mais j'ai encore besoin de vous.

J'ai eu une surprise plus de 10 ans après ma réanimation ?

D'un seul coup, je me suis rendu compte que je n'entendais plus bien.

Le spécialiste après une sérieuse analyse et de nombreux tests, me demanda si dans ma vie j'avais eu des traumatismes importants. Quand je lui ai parlé de mon affaire de 2005, il m'a alors dit :

« *En général les médecins réanimateurs de l'époque n'en parlaient pas. Mais les produits que l'on vous a injecté ont eu comme conséquence une destruction de l'oreille interne pouvant aller jusqu'à la disparition de la perception des sons aigus...*

Vous n'y échappez pas. Vos oreilles sont atteintes. Il faut un appareillage ! ».

Et me voici maintenant avec des appareils aux deux oreilles…

Soit dit en passant, un handicap de plus quand il faut avoir un masque de protection style Covid par exemple car les élastiques arrachent les appareils que l'on peut perdre et à plus de 2.000 euros pièce à votre charge après remboursement sécu et mutuelle, il faut vraiment faire attention !

Et comme je l'ai déjà mentionné, il reste mon visage avec sa bouche tordue… Je me console en me disant que pendant la Covid, ce n'était pas grave, je portais un masque !!!!

Les séquelles positives

Oui, heureusement, qu'en contrepartie il y a tant de belles et bonnes conséquences !

D'abord se rapprocher de la mort c'est aussi se rapprocher de l'amour.

L'amour puise dans ces moments violents et douloureux des forces qui le transcendent. Il devient plus fort.

C'est lui qui donne ensuite la force de lutter, de combattre jour après jour sans relâche. Et il sort embelli d'une telle histoire.

Notre amour entre Marielle et moi est ressorti bien plus fort de cette épreuve.

En ayant en tête la priorité aux choses importantes, en laissant de côté les choses sans intérêt, nous avons une vie moins polluée par les autres, les insignifiances, les détails de rien du tout, toutes ces choses de la vie n'ayant plus la même importance.

On y trouve beaucoup plus de sérénité et surtout de calme.

Ah ! Ma chérie, je suis encore troublé par tout ce que je t'ai fait endurer.

Aujourd'hui

Je suis en admiration sur le courage et l'amour que tu as su m'apporter. Je t'aime.

Mes deux chéris d'amour d'enfants sont adorables.

Ils savent m'observer, jauger mon état de forme sans avoir à le demander.

Ils savent profiter des instants avec leur maman pour se renseigner, pour continuer à la soutenir, elle qui a retrouvé comme elle le dit souvent pour résumer le cauchemar qu'elle a vécu :

« *A la sortie de la clinique j'ai récupéré un enfant qui ne savait plus manger, plus lire, plus parler, plus marcher, et pas écrire...* »

L'échange avec eux est toujours enrichissant.

Ils m'apportent aussi un éclairage des choses qui me font revenir dans l'histoire de la vie d'aujourd'hui. Mes chéris je vous aime.

Mon Petit Loup a compris que nous avions une histoire ensemble et qu'il s'était passé quelque chose entre nous, et qu'un lien imperceptible était maintenant tissé.

Il est à nous, à nous seuls ce tissage, et c'est merveilleux de repenser à son « rôle » dans ma récupération. Mon Petit Loup je t'aime.

Récemment quand à ton tour tu t'es battu comme un lion face au crabe qui avait attaqué ton corps, chaque nuit je t'ai tenu la main, chaque nuit je t'ai attiré vers moi, chaque nuit jusqu'à la rémission j'ai essayé de te faire ce que tu m'avais apporté : t'aider à lutter et te protéger !

Ma devise fut bien largement appliquée : aimer – protéger – vouloir !

Mais je dois avouer que j'ai vécu plusieurs semaines où mes nuits n'étaient que le remake des cauchemars de 2005 !

Mes autres petits enfants sont nés après cet épisode.

Il ne faut pas qu'un jour ils puissent prendre ombrage de ma relation avec Petit Loup.

Qu'ils ne s'inquiètent pas, un amour de grand-père cela ne se coupe pas en morceaux, cela au contraire se multiplie avec les petits enfants. Je vous aime Lubin et Lothaire.

La retraite sépare les personnes proches professionnellement. C'est ce qui s'est passé pour moi avec Annick.

Non pas que je ne pense pas à lui envoyer un mot, mais il y a toujours autre chose à faire.

Et puis à la retraite, je ne sais pas si un jour on comprend enfin que nous n'avons plus le même rythme.

Ce n'est plus possible de se fixer un planning identique à celui de l'avant retraite. Non ce ne sera pas possible de tout faire dans ces conditions-là !

Pardon Annick de ne plus être aussi présent à vos côtés.

La séquelle la plus surprenante est que j'ai été pendant 25 ans sans aucun sucre et du jour au lendemain après cet épisode j'ai pu en consommer. Il faut dire que l'on m'avait découvert en 1983 l'existence d'un second pancréas, bien tranquille, niché dans mon estomac et qui secrétait lui aussi de l'insuline, trop d'ailleurs.

Fin 2005, ce pancréas avait été nécrosé par les évènements et traitements violents. Et mon premier vrai dessert, quand j'ai pu mâcher à peu près mes aliments, a été des fruits au sirop !

Enfin, la plus importante séquelle positive est de pouvoir vous raconter tout cela.

Mon compteur des jours de « rab » abandonné, j'ai commencé à en parler un peu plus qu'avant.

Dès lors les moments les plus noirs de cette expérience ne sont plus les seuls présents dans mon esprit.

Et quand ils sont là, c'est au moment de l'anniversaire et encore sous une forme atténuée…

Aujourd'hui, il me reste tous ces souvenirs, qu'ils soient réels ou tissés dans mon cerveau alors malade.

J'espère un jour pouvoir les chasser totalement de ma tête...

Et de vous écrire ce vœu est un élément positif, car avant je n'avais même pas cette idée en tête...

Un souhait

J'ai l'impression de pouvoir maintenant être plus fort et de faire face à ces démons qui ont hanté mes nuits et mes jours durant de trop nombreuses années.

Et si j'avais un seul souhait, c'est que nous tous, donc moi le premier, nous changions notre habitude de dire « *bonjour* ».

La chose va vous paraitre bizarre en effet, voire bien futile.

Et pourtant.

Abandonnons le sacro-saint « *bonjour comment ça va ?* » qui fait tant de mal quand on n'est pas en forme, alors que les efforts consentis pour retrouver la santé sont colossaux et que l'on a le sentiment diffus qu'ils n'engendrent guère d'améliorations, ou pour le moins pas assez vite...

Le bien être tout comme la douleur sont des éléments dont les mesures dépendent de chacun de nous.

Et quand on sort de grandes difficultés on peut avoir une douleur qui serait insupportable pour d'autres et pourtant soi-même se sentir pas si mal que cela...

Et puis un jour, ce sera plus difficile à supporter que la veille. La douleur n'aura pas changé mais ce sera moins facile à vivre, cela « ira moins bien »...

Je suis sûr que cela est vrai pour tout malade, pour tout convalescent...

Il y a tant d'autre façon de faire que de demander à tout bout de champ « comment ça va ? », encore faut-il y penser et s'entrainer pour cela.

On peut par exemple remplacer la phrase de politesse par :

« *bonjour, je suis content de te voir* »,

« *je suis ravi de t'entendre* », etc. ...

Le « *comment ça va* » oblige l'interlocuteur à répondre sauf à ce qu'il paraisse impoli.

Et c'est réagir même dans les périodes où l'on n'a pas envie d'en parler, dans ces instants où l'on préférerait être blotti au fond d'un trou, se montrer à personne, ne pas montrer ses faiblesses...

Il ajoute une charge là où le contact devrait d'abord apporter du plaisir.

Moi-même j'ai mis en place une réponse passe partout, une réponse que j'utilise même encore aujourd'hui :

« *Il faut que ça aille, alors ça va !* ».

Il s'agit là de ma pirouette de défense et de protection, car comment expliquer en permanence que la santé n'est pas trop mauvaise mais que c'est bien relatif en somme...

Peut-être que le « *bonjour, comment ça va ?* » à force disparaitra...

Remerciements

Cette expérience peu banale, est certainement compliquée à appréhender quand on l'aborde brutalement comme vous venez de le faire, ami lecteur !

Sachez en premier lieu que cette narration n'a pu exister que grâce à de nombreuses personnes.

Il y a bien entendu tous ceux qui ont œuvré pour ma récupération, mais il y a aussi celles qui ont provoqué le déclic de l'écriture.

Alexandra et Marielle sont à l'origine de ce document, elles qui m'ont encouragé à écrire ce que j'avais comme souvenirs… Elles étaient persuadées qu'en écrivant, je parviendrais à abandonner mes cauchemars de chaque nuit.

Sans elles, ce livre ne pouvait exister.

Merci à vous deux de m'avoir poussé dans cette écriture.

Ce coup de pouce me fut bien utile. Car l'objectif De sérénité fut atteint.

Christophe, Alex et Marielle furent et sont toujours très présents auprès de moi et je sais que je peux compter sur eux pour une aide un jour où j'aurai du mal à nouveau à faire face à ces souvenirs.

Merci à vous mes chéris.

Et toi mon petit loup, merci de m'avoir offert ces balades dans la campagne en me tenant la main, merci surtout de m'avoir fait tomber dans l'escalier, ce qui nous a permis de nous retrouver au seuil de la vie.

Merci à Annick qui veilla sur moi lors de mon retour au bureau, ayant pour moi tant de sollicitude et de bienveillance.

Elle m'a apporté le soutien qu'il me fallait, les mots justes d'encouragement pour faire face aux évènements et vents contraires qui se sont présentés à mon retour.

Merci aussi à elle qui a su s'entretenir avec Marielle de manière positive ce qui était autant de moments de récupération pour ma chérie quand elle se débattait devant l'incertitude de mon devenir.

Merci à Alain qui accepta à Noisy le Grand mes nouvelles formes d'expression orale, dans leur brutalité, dans leur approximation quelques fois…

Combien de réunions qu'il animait ont dû lui paraître difficile avec ce Daniel difficile à contenir.

Merci au personnel de la clinique Saint-Faron, des médecins aux aides-soignantes en passant par les infirmières et même le service d'accueil.

J'y suis venu très souvent, non seulement durant cet épisode, mais aussi quelques temps plus tôt pour mon opération de la colonne vertébrale.

Et j'y suis venu tellement que l'hôtesse me reconnaissait à mon entrée dans le hall, me saluant d'un :

« *Bonjour Monsieur Guillon !* ».

Un jour je suis même venu lui demander si je pouvais avoir une carte de réduction de « *bon client fidèle* », ce qui nous fit rire de bon cœur !

Dans cette clinique il y aura 3 personnes à jamais gardées dans ma mémoire :

- Michèle l'infirmière si dévouée, rapidement partie dans une mission nouvelle dans un autre établissement. Elle avait quitté son

Remerciements

poste quelques mois plus tard lors de l'opération suivante, et cela m'avait peiné.

- le Docteur Nicolet qui m'aura opéré 5 fois en quelques mois, donnant de bons conseils de convalescence, et malgré tous ces évènements ce fut pour moi un homme de médecine avec lequel je n'ai jamais eu de réticence à lui confier mon corps.

- le Docteur Baeschler qui appela le SAMU et qui est venu spécialement me voir le jour de mon retour pour s'enquérir de mon moral, ajoutant combien il avait été content de venir au bon moment et de pouvoir se rendre compte de la situation désespérée dans laquelle je me trouvais quelques temps plus tôt.

D'ailleurs lors de notre dernière rencontre, il me glissa simplement, avec le sentiment fort de quelqu'un ayant tout simplement fait son travail :

« *C'était drôlement juste votre affaire !* »

La sienne aussi, je peux en témoigner et je lui ai dit ce qui le fit rire aux éclats !

Merci au service de réanimation du CHU de Meaux.

Je n'ai pas de mots pour exprimer ma gratitude et mon respect pour eux et leur mission exceptionnelle de faire naître des gens qui ne sont plus des nourrissons.

Ils ne restent dans mes souvenirs que des êtres caricaturés, en tenue de brousse en général (il est vrai que je peux témoigner de la chaleur torride ayant marqué pour moi et mon cerveau cette période !), des pédaleurs de grand-bi, des détrousseurs d'alliance, de gentils organisateurs de cross-country, des sans visages, des voleurs de camemberts, des dresseurs de chiens, des gens bruyants, des baroudeurs africains, et surtout des hommes et femmes exceptionnels…

Je pense qu'ils ont pris ces formes bizarres de par leur action même. Elle est tellement indescriptible, incompréhensible pour un béotien comme moi, qu'ils restent dans ma tête comme des êtres surnaturels, surpuissants ! Et ce n'était pas du cinéma, mais j'ai vécu là avec superman et superwoman !

Merci à Nicole Woerth qui m'aida à comprendre, qui me donna les clefs pour assumer, elle qui en plus me fit tourner la page des éventrations dans la lignée familiale ce qui devrait servir à mes enfants et petits-enfants…

Merci à la famille qui a rapidement oublié ce qui venait de se passer, et qui a repris tout simplement le mode de contact et d'échanges antérieurs.

Merci à ma correctrice préférée.

Merci à vous tous qui partagerez ces lignes avec moi, acceptant d'entrer dans mon histoire, dans sa brutalité, dans ses outrances, dans ses errances bien complexes à suivre, et donc dans les méandres de mon cerveau.

Si je ne compte plus les jours gagnés dans ma vie, je sais quand même que j'approche de 7.200 jours de bonus.

Ce fut un challenge monumental à relever, seul, avec mes chéris, avec la famille et ceux qui m'étaient chers.

Si tout cela fut traumatisant, je vous assure que cette expérience valait la peine d'être vécue.

La vie est belle et j'ai eu une chance extraordinaire et un immense honneur de pouvoir la revivre avec vous.

./../.

« La vie est un voyage et non une destination. Il n'y a pas d'erreur, seulement des chances que nous avons prises ! »

India ARIE

Acta est fabula

La pièce est jouée !

La photo de couverture a été prise par l'auteur chez Marty à Saint Thibéry (34)

Parmi les parutions de l'auteur

Romans policiers aux éditions BoD

Le malin n'aime pas les grenouilles : *roman policier*

Le disparu de Chorsin : *roman policier de faits divers en Forez*

La Rose sauvagnarde : *roman policier de faits divers en Forez*

Épilobes et Requiem : *roman policier de faits divers en Forez*

Documents aux éditions BoD

Je suis mort mais la vie est belle : *un document avec 20 années de recul sur une expérience personnelle hors du commun*

Aux éditions du Net

Des grémillons pour les canards : *roman historique sur mes ancêtres dans la tourmente des guerres de Vendée*

Rien ne se perd : *dossier historique : la Vendée en 1794, un crime contre l'humanité ?*

Plus fort que ses bourreaux : *enfin la vérité sur la mort du grand père à Mauthausen*

Balades angevines : *Documentaire sur les sites à visiter en Anjou*

Je suis mort et la vie est toujours belle...

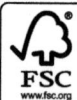